十万个为什么（老年版）

延缓衰老

上海市学习型社会建设与终身教育促进委员会办公室　指导
上海科普教育促进中心　组编
张卫东　陶红亮　编著

YANHUAN SHUAILAO

復旦大學出版社
上海科学技术出版社
上海科学普及出版社

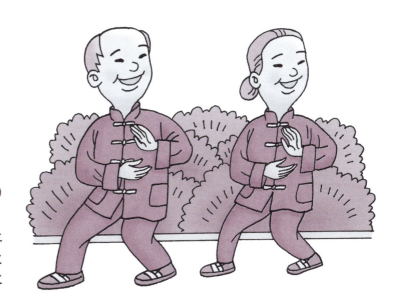

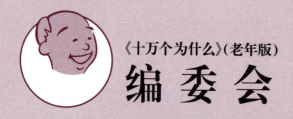

《十万个为什么》(老年版) 编委会

编委会主任　　袁　雯

编委会副主任　庄　俭　郁增荣

编委会成员　（按姓氏笔画排序）
凤慧娟　江晨清　李　唯　李惠康
张宗梅　姚　岚　夏　瑛　蔡向东

指　　　导　　上海市学习型社会建设与终身教育促进委员会办公室

组　　　编　　上海科普教育促进中心

本 书 编 著　　张卫东　陶红亮

总 序

党的十八大提出了"积极发展继续教育,完善终身教育体系,建设学习型社会"的目标要求,在我国实施科技强国战略、上海建设智慧城市和具有全球影响力科创中心的大背景下,科普教育作为终身教育体系的一个重要组成部分,已经成为上海建设学习型城市的迫切需要,也成为更多市民了解科学、掌握科学、运用科学、提升生活质量和生命质量的有效途径。

随着上海人口老龄化态势的加速,如何进一步提高老年市民的科学文化素养,通过学习科普知识提升老年朋友的生活质量,把科普教育作为提高城市文明程度、促进人的终身发展的方式已成为广大老年教育工作者和科普教育工作者共同关注的课题。为此,上海市学习型社会建设与终身教育促进委员会办公室组织开展了老年科普教育等系列活动,而由上海科普教育促进中心组织编写的"十万个为什么"(老年版)系列丛书正是在这样的时代背景下应运而生的一套老年科普教育读本。

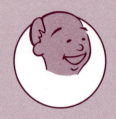

"十万个为什么"(老年版)系列丛书,是一套适合普通市民,尤其是老年朋友阅读的科普书籍,着眼于提高老年朋友的科学素养与健康生活意识和水平。第二套丛书共5册,涵盖了延缓衰老、安全用药、旅游攻略、阳光心理、理财顾问等方面,内容包括与老年朋友日常生活息息相关的科学常识和技术知识。

这套丛书提供的科普知识通俗易懂、可操作性强,能让老年朋友在最短的时间内学会并付诸应用,希望借此可以帮助老年朋友从容跟上时代步伐,分享现代科普成果,了解社会科技生活,促进身心健康,享受生活过程,更自主、更独立地成为信息化社会时尚能干的科技达人。

前言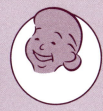

  21世纪,科学技术日益发展,生活水平不断提高,医疗条件不断改善,人们希望能生活得更好、更长寿。延缓衰老,延年益寿并非遥不可及的梦想。老年人群在人生当中经历风风雨雨,都想通过养生保健来增强身体功能,延缓衰老,延长自身寿命,让晚年充溢幸福。然而,有相当一部分中老年朋友不敢正视甚至有些畏惧衰老,总是希望自己活得更久,每天忧心忡忡、无所适从。为此,我们写了这本《延缓衰老》,带领中老年朋友探索人体衰老的"基因密码",寻找延缓衰老的"神丹妙药"。

  本书根据人生老病死的发展规律,从探索人类衰老的秘诀开始,剖析人类衰老的表现,告诉人们做好日常保健的方法,科学、清晰地讲述与平常生活密切相关、却又极度被人们忽视的健康问题,让读者朋友关注自身的健康问题,并找到延缓衰老的秘诀,将健康、长寿的命运掌握在自己手中!

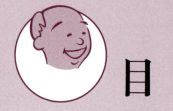

目 录

一、我们为什么会衰老 ………………………………… 1

1. 为什么不提"不老"而要"延缓衰老"？/ 2
2. 为什么人类难以活过 120 岁？/ 4
3. 为什么中医学认为阳气失养导致衰老？/ 6
4. 为什么遗传基因是决定寿命长短的先天因素？/ 8
5. 为什么激素下降是人体衰老的基本原因？/ 10
6. 为什么环境污染是 21 世纪影响人类寿命的重要因素？/ 12
7. 为什么氧自由基被公认为影响衰老的重要元凶？/ 14
8. 为什么饮食营养结构不均衡会影响寿命？/ 16
9. 为什么现代不良生活方式是影响寿命的关键因素？/ 19
10. 为什么高糖饮食会加速全身衰老？/ 21
11. 为什么高盐饮食会促使肾脏衰老？/ 23
12. 为什么高脂饮食会造成心脑血管老化？/ 25

二、衰老有哪些表现 ………………………………… 27

13. 为什么女性比男性更容易衰老？/ 28
14. 为什么心理衰老很可怕？/ 30
15. 为什么一些人的衰老可以"一目了然"？/ 32
16. 为什么大脑衰老是一种严重的衰老？/ 34
17. 为什么出现代谢综合征是人体衰老的重要表现？/ 36

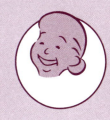

18. 为什么老年痴呆是大脑衰老的典型表现？/ 38
19. 为什么"人老先老腿"？/ 40
20. 为什么颈椎病是颈椎衰老后导致的病变？/ 42
21. 为什么衰老的人容易出现眼部疾病？/ 44
22. 为什么牙齿问题与衰老密切有关？/ 46
23. 为什么听力下降是人体衰老的一个重要症状？/ 48
24. 为什么生殖功能衰退也是人体衰老的表现？/ 50

三、现代科技延缓衰老 ……………………………… 53

25. 为什么一些抗氧化保健品有延缓衰老的功效？/ 54
26. 为什么胶原蛋白保健品可以延缓皮肤衰老？/ 56
27. 为什么补充益生菌和膳食纤维可延缓肠道老化？/ 59
28. 为什么补充钙剂和活性维生素D有利于延缓骨骼衰老？/ 61
29. 为什么骨关节衰老可通过补充氨基葡萄糖来改善？/ 64
30. 为什么女性激素替代疗法（HRT）延缓衰老曾风靡一时？/ 66
31. 为什么补充植物雌激素有利于延缓女性衰老？/ 68
32. 为什么科学补充雄性激素能延缓男性衰老？/ 70
33. 为什么不要迷信市售的延年益寿保健品？/ 72

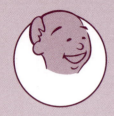

四、日常保健延缓衰老 ……………………………………………………… 75

34. 为什么"吃啥补啥"并不科学？／76
35. 为什么有些人并不适宜登高运动锻炼？／78
36. 为什么老年人多晒太阳有利于延缓骨骼衰老？／80
37. 为什么皮肤保养有利于延缓皮肤的衰老？／82
38. 为什么多吃紫色食物有利于人体抗氧化？／84
39. 为什么加强眼睛自我保健可以改善视力衰老？／86
40. 为什么关爱独居老人的心理和生活有利于延缓他们的衰老？／88
41. 为什么保持心理年轻可延缓全身衰老？／89
42. 为什么"笑口常开"有利于延年益寿？／92
43. 为什么勤用脑的人衰老要比一般人来得慢？／94
44. 为什么交替运动有利于延缓大脑衰老？／96
45. 为什么多做"金鸡独立"有利于延缓小脑衰老？／98
46. 为什么许多人爱上"高抬贵腿"？／100
47. 为什么腹式呼吸有利于延缓全身衰老？／103
48. 为什么锻炼盆底肌可以消除内脏下坠等衰老症状？／105
49. 为什么排毒能养颜并延缓衰老？／107
50. 为什么减肥降脂有利于延缓衰老？／109

一、我们为什么会衰老

2　延缓衰老

1. 为什么不提「不老」而要「延缓衰老」？

人的生老病死,亘古不变,任何人都不能无视。中国古代的很多皇帝寻求长生不老,但是无人能实现"不老"的梦想。因为人不可能长生不老。随着时光流逝,人的身体功能会逐渐退化,全身都会留下衰老的痕迹。曾经细嫩的皮肤会失去水分变得干燥、皱纹产生、色素沉着,人的记忆力会减退,头发会脱落,更要命的是整个人体的抵抗力下降。每一个人都无法抗拒衰老的自然现象,但是可以采取健康的生活方式和营养保健,实现延年益寿的梦想。

事实上,人从出生开始,就已伴随衰老。致人变老的原因有以下6点。

（1）过度氧化。人体各个器官过度氧化之后,就会加速衰老、生病乃至死亡。

（2）细胞衰败。当细胞间隙被代谢废物所充填,细胞衰老、突变的可能性就会增加。日常生活中,导致细胞突变的因素有电离辐射、放射线危害等。

（3）蛋白质老化。当蛋白质的合成出现异常,核蛋白老化,异常的基因引发蛋白质合成障碍,就会引起衰老。

（4）内分泌系统功能减退。当性腺、甲状腺、肾上腺、垂体等功能降低时,人体就会迅速衰老。临床医学研究发现,患有甲状腺疾病的患者更容易衰老,就是这个道理。

（5）微循环障碍。因为人体大量代谢废物的沉积,以及病理性代谢残渣堆积,导致微血管系统遭到破坏,从而出现血管管腔狭窄甚至封闭的现象,最终生命代谢活动出现异常,人体细胞就会衰老。

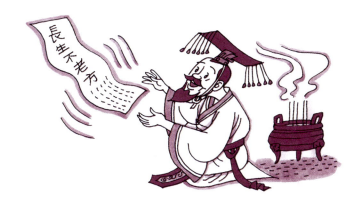

一、我们为什么会衰老

(6) 激素缺失。人体中的激素维持着人体生理功能的正常运作,当激素分泌失调时,人体内部环境就不稳定,生理功能衰退,人就会出现各种不适症状。

由此可见,衰老是人体不可逆转、不可抗拒的自然生理现象,同时人体衰老又是一个渐进的过程,我们在掌握人体衰老的规律、进程之后,根据自身身体状况进行运动锻炼、调整饮食结构,就能让衰老离自己更远些、让衰老来得更慢些。

小贴士

古代人们思想落后,对生命的生老病死认识不足,因此大家都梦想着长生不老,并且很多皇帝苦苦追求长生不老的"妙方"反受其害。所以中老年朋友们要记住:世上没有长生不老,只可延缓衰老。

2. 为什么人类难以活过120岁？

随着社会经济的发展，人类的平均寿命越来越长。人的寿命到底有多长？科学家们的结论不一，不过存在一个共识：人类难以活过120岁。为什么人类的寿命一般不过120岁呢？这需要根据人体衰老的进程进行计算。目前，世界上公认的算法有3种。

（1）细胞衰退说。人成长到30岁时，体细胞就达到完全成熟的状态，此后，随着年龄增长，细胞逐渐衰退、死亡。细胞以每年1%的衰减速度持续，100年左右就会完全衰退，再加上衰退前的30年，可判断人类寿命最长为130岁左右。

（2）细胞更换说。科学家们总结出一个公式，细胞分裂次数×分裂周期＝自然寿限。人的一生中，细胞会分裂50次，每次分裂周期平均为2.4年，可以估算出寿命为120岁左右。

（3）性成熟周期说。人在14岁左右完全性成熟，性成熟期的8~10倍便是人的寿命极限。也就是说，人最长的寿命为112~140岁。

人的寿命最长不超过120岁，其关键原因是受疾病困扰。当人随着寿命不断增加，身体免疫力下降，患病风险也随之增加。现实中有很多人的早亡，就是因为患上难以防治的疾病。

当我们明白人的衰老规律和寿命极限之后，就能在生活中有目的地抵抗衰老。目前，养生专家们总结出4种最有效的延年益寿方法。

(1) 练习爬行。爬行有助于改善血液循环,减轻心肺负担。爬行方式有两种:第一种是壁虎式爬行。具体方法为全身着地,腹部轻微地接触地面,可以促进消化、改善睡眠。第二种是跪式爬行。具体方法为双膝跪地,双手着地,放松爬行,可改善膝关节的营养循环。在床上或铺有垫子的地板上进行,爬行的速度宜慢、幅度宜小,每天锻炼1次,每次10~15分钟为宜。不过,第二种爬行方式不适宜骨质疏松的人,因为有可能造成骨折。

(2) 腹式呼吸。坚持做半年腹式呼吸,能增加膈肌的活动范围,从而提升肺活量。当肺活量增加了,能存储的氧气充足了,身体功能就会增强。

(3) 顺应节气养生。中医一直提倡养生要讲四时:春天到户外散步,吸收自然界中的阳气,看看绿意盎然的春景;夏天晚睡早起,进行适当锻炼,多出汗排毒;秋天要早睡早起,收敛神气,减少阳气的丢失;冬天要避寒就温,减少运动量,多晒太阳。

(4) 饮食粗细搭配,少食多餐。日常饮食中要注意粗细搭配,不偏食和挑食,合理补充各种营养素。同时,要注意少食多餐,不要狼吞虎咽,以便减轻消化系统的负担。

一、我们为什么会衰老

小贴士

中老年人容易多愁善感,也容易怨天尤人。事实上,当人身处逆境时,要多发掘积极的东西,坦然地面对问题;在为人处事中,包容一切,淡泊名利。只有这样,才能健康长寿。

3. 为什么中医学认为阳气失养导致衰老？

中医学经典著作《黄帝内经》中的《素问·生气通天论篇》记载："阳气者，若天与日，失其所则折寿而不彰。"这句话可以通俗地理解为人体的阳气犹如天空中的太阳，如果失去阳气，那人就失去阳关，阳数一点点耗尽了，生命就难以保证健康，甚至过早衰老、死亡。

因此，若人感觉不适时，体内就好像充满了阴冷潮湿的空气，容易滋生细菌，只要"太阳"（这里所说的"太阳"是指体内的阳气）出来，阳气旺盛，身体的自我康复能力正常，整体抵抗力才能上升，人体内部环境得以改善，身体自然就健康。也就是说，阳气对人体很重要。人体自身有抵御外邪的能力，这种能力的重要因素就是体内拥有阳气，在中医中阳气又有"卫阳"或"卫气"，古代的医生们将阳气看成"守卫人体的士兵"，保护着人们的安全。

宋代医家窦才提倡固阳养生，他认为"阳精若壮千年寿，阴气如强必毙伤"。他的固阳方法是艾灸关元穴（肚脐下正中线3寸处，有培元固本、补益下焦之功效）。他认为每年夏秋之交时，艾灸关元穴1000壮，时间大概持续1个月，人就能保持强健的身体和旺盛的精力。每年都如此，久而久之，人的小腹丹田就能暖融融的，人的精气神也会很饱满。老年朋友可在每年夏秋之交，隔日灸1次，每月连续灸10次，会起到较好的延缓衰老作用。

阳气来源有两个方面：一是先天性的，来自于父母；二是后天性的，主要从食物中吸收的水谷精气转化而成。日常饮食是增长阳气的好方法。韭菜和韭菜子都是很好的滋补阳气的食材，韭菜

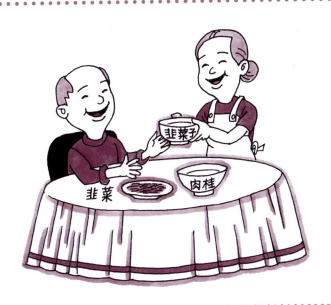

一、我们为什么会衰老

可以和核桃用芝麻油炒熟之后食用，韭菜子可直接煮熟吃，它们都可以治疗阳虚肾寒、腰膝寒冷等阳气不足引起的症状。肉桂是补阳气的好药材，也是常用的调味料，有温暖血液、经脉的功效，可防治因体寒造成的月经不调问题。

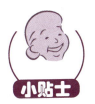小贴士

性生活是最损伤阳气的活动之一，不节制的性生活会导致性器官过"劳"，造成人记忆力下降，加重腰背部劳损，加速衰老。因此，性生活要节制，性生活次数要在自身承受能力范围内。

4. 为什么遗传基因是决定寿命长短的先天因素？

寿命的长短取决于先天和后天因素，先天就是基因遗传，后天就是生活环境、生活习惯等。

著名遗传学家摩尔根曾说："遗传的特性决定人的寿命。"可见遗传对一个人有多么重要。研究表明寿命和遗传有着密切联系。有的遗传学专家提出：一个人的寿命是长是短，可以通过父母、祖父母与外祖父母6个人的平均寿命来进行预测。所以说，遗传基因是决定寿命长短的重要因素。当人的寿命达到85岁，其机体器官功能就会全面衰老，时而会受到疾病的侵袭。但是有些百岁老人身体的硬朗程度明显强于普通人。2013年，有位107岁的南京江宁老人倪培英，90岁时还可以到山上砍柴，100岁时还可以做些轻巧活。这位老人的家族成员中，祖父寿至70岁，祖母寿至87岁，父亲寿至65岁，母亲寿至88岁。

遗传基因蕴藏在染色体中，人们对长寿老人的染色体进行研究。结果证明，长寿老人的染色体相当稳定，不容易出现畸变，性染色体丢失的比例较低。

寿命是有遗传基础的，这是遗传学家们共同的观点。当然，除了遗传因素会影响寿命之外，寿命的长短还受环境因素影响，尤其是受到人类经济文化生活水平影响极大，人的平均寿命体现出一个国家和地区的生活条件。未来随着生活条件、医疗条件的改善，人类的平均寿命会不断延长。科学家推算，未来人们的寿命可以达到120岁，那时很多人的长寿梦将会实现。

一、我们为什么会衰老

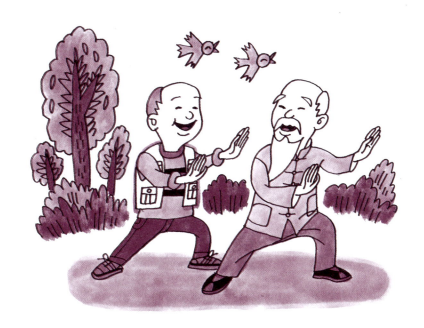

小贴士

除了先天因素外，人的寿命也受后天因素影响。我们一定要让自己处在良好的生活环境中，养成良好的生活作息习惯，不要让不良的环境和习惯拖累自己的身体。

5. 为什么激素下降是人体衰老的基本原因？

激素是高度分化的内分泌细胞合成并且直接分泌入血的化学信息物质，它通过调节人体各种组织细胞的代谢活动来影响人体的生理活动。医学专家认为，激素是调节机体正常活动的重要化学物质，它不是直接参与代谢的物质，不会进行物质能量转换，不过它的作用在于直接或间接调节体内代谢平衡。

激素作为维持人体代谢平衡的重要物质，其生理作用非常复杂，大致可归纳成三个方面：

（1）通过调节蛋白质、糖类和脂肪三大营养物质与水分、盐类等的新陈代谢，为人体系统运转提供能量，使人体代谢处于动态平衡状态。

（2）促进细胞的增殖和分化，影响细胞衰老的进程，保证各个组织和器官的正常生长和发育。人体中的生长激素、甲状腺激素、性激素等，都可以促进生长发育。

（3）促进生殖器官更好地发育成熟，还可以促进性激素的分泌和调节。

不管哪种生理作用，激素都只具备"信使"的作用，时刻传递生理状况的信息，对生理功能的变化发展起到调节作用。

如果激素分泌失调，生理功能会衰退、老化，人会产生各种不适症状。常见的不良状况有暴躁易怒、情绪起伏、失眠、记忆力衰退、疼痛、出现皱纹和色斑等。激素流失,生理痛苦,加速衰老,形成恶性循环。

当激素不足时,可以采用适当的方法进行补充:

(1) 有条件的中老年人可以练习瑜伽。在练习瑜伽的同时,多做按摩促进血液循环。

(2) 心情好坏是影响激素的重大因素,生活中要保持愉悦、平和的心情。

(3) 营养均衡,不要挑食和偏食,粗细搭配,尽量多吃富含维生素C的蔬菜和水果。吃些B族维生素和维生素E的补充剂,吃些富含钙、铁、磷等微量元素的保健品。

只有科学调节体内各种激素的水平,才能让身体更加健康和美丽。尤其是女性,注意保持激素平衡,有助于皮肤保持光润、细腻柔滑、充满弹性,外貌看起来会比实际年龄小8~10岁。

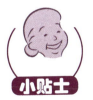

平时所说的激素水平失调,不仅是指单一激素水平失调,也包括体内各种激素之间的比例失调。因此,要想延缓衰老,还必须保证体内各种激素的水平均衡。

一、我们为什么会衰老

6. 为什么环境污染是21世纪影响人类寿命的重要因素？

人类进入21世纪，空气污染、水污染、固体废弃物污染等环境问题日益严重，人类赖以生存的大气、饮水、食物等都不同程度地受到污染，日常生活受到极大影响。有些污染很难根除，会影响几代人。我们生活在地球上，不仅要自己生活得好，还要考虑子孙后代能否生活得好，不能只顾发展而对环境的保护和治理于不顾。环境污染已经成为21世纪影响人类寿命的重要因素。

（1）大气污染是最常见也是影响范围最大的危险因素，主要为大气的化学性污染。其污染物种类繁多，严重危害人体的多达数十种。我国的大气污染主要是煤炭型污染，其中的污染物质主要为烟尘与二氧化硫，也有少量氮氧化物、一氧化碳等。

（2）水污染是目前比较严重的污染形式，严重危害人体健康。若河流、湖泊等水体遭受污染，人体健康便会受到严重危害。

（3）固体废弃物污染也是环境污染的重要形式。当垃圾在某些地方堆积、没有得到及时处置，腐烂的垃圾就会滋生细菌，人处于这样的环境中，就会受细菌感染而生病。

（4）现代社会中噪声污染已成为重要的污染形式。首先，噪声损伤听力，严重者会造成噪声性耳聋。其次，噪声干扰睡眠。处于噪声大的环境，睡眠肯定会受影响，久而久之，人会变得疲劳，长期得不到恢复，人的寿命就会受影响。再次，噪声直接诱发疾病。噪声会使人处在紧张状态，致使心率加快、血压升高，甚至诱发胃肠溃疡和内分泌系统功能紊乱等疾病。

人们每天都在面临各种污染，我们应该减少环境污染，远离受污染的空间，维护自身健康，延缓衰老进程。

一、我们为什么会衰老

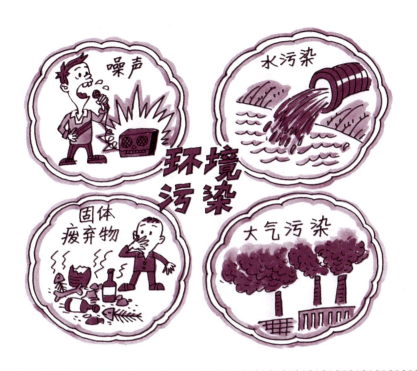

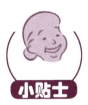 小贴士

环境污染日益严重,影响了人们的生活质量,甚至危及生命安全。广大中老年朋友应该积极参与环境保护工作。

7. 为什么氧自由基被公认为影响衰老的重要元凶？

每天我们都会遭遇加速肌肤氧化的可怕杀手，如被污染的空气、紫外线、电磁波等，这些会令人体中的自由基增加，而当人体防御系统不足以消除体内多余的自由基，自由基和体内细胞的大分子相结合，细胞就会受损，人体衰老的速度就会加快。

事实上，人体自身具备抗氧化的能力，这是因为人体中含有可以分解清除自由基的酶，医学界将其称为"人体清道夫"。但是随着年龄不断增长，体内这种酶的活性逐渐下降，人体的抗氧化能力不足，无力及时清除不断积累的自由基，这就使人体氧化速度加快。

具体来说，若体内的自由基数量不断增多，在大量自由基的作用下，胶原蛋白会发生反应，使皮肤得不到足够的营养供应，以致皮肤的组织活力下降、失去弹性、产生皱纹，全身出现皮肤老化、肤色暗沉等。同时，随着年龄的增大，体内的自由基增多，自由基腐蚀体内蛋白细胞和脂肪细胞的程度也在不断加深，脂褐素越积越多，从而出现色斑。

由此可见，想要延缓衰老，就要控制体内自由基的含量，防止自由基含量超标。为此，我们可以从日常生活保健做起。

（1）保持睡眠充足。科学已经证明，保持充足的睡眠时间和良好的睡眠质量，深度睡眠状态有助于人体清除自由基。但凡那些长寿的人，往往有着规律的作息，并且睡眠时间和质量能够得到保证，每天神采奕奕，精神抖擞。

(2) 进行适当运动。每天坚持锻炼身体,可以增强身体内部的抗自由基系统,尽快地清除体内的自由基。"饭后百步走,活到九十九",就是运动延缓衰老的表现。

(3) 谨慎服用药物。人们常说"是药三分毒",不管什么药物都不要乱用和滥用,尤其是抗生素、消炎痛剂等药物会产生自由基,从而加速身体老化。

(4) 避免农药污染。农药污染已成为现代社会主要的污染形式之一,果蔬中残留的农药不能被及时清洗,随着果蔬进入人体,就会致使人体中的自由基增加。因此,我们要将蔬果放入盐水中泡洗,或将蔬果放到冰箱一段时间后再食用,就可以减少或避免农药残留。

(5) 保持心情愉悦。长寿的人一定是乐观、开朗、对生活充满激情的人。因为人们拥有美好的心情,并且保持情绪稳定,有助于增强身体的免疫能力。

(6) 补充能清除自由基的营养品。自由基增多,加速人体被氧化的进程,如果补充具有抗氧化功能的物质,如维生素E、胡萝卜素和维生素C,就可以帮助抵抗氧化。

一、我们为什么会衰老

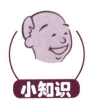
小知识

葵花子、松子、花生中的维生素E含量高;青椒、菜花、猕猴桃、草莓、荔枝、鲜枣等则富含维生素C;西兰花、胡萝卜、菠菜、哈密瓜、芒果、橘子等中含有较多的胡萝卜素。这些都是很好的抗氧化食物,中老年朋友平时可以多吃一些。

8. 为什么饮食营养结构不均衡会影响寿命？

俗话说"药补不如食补"，从古至今，中国人都很重视饮食养生，希望通过调节饮食结构的方式来延缓衰老。现代营养师提倡饮食结构要合理，也就是根据每个人自身的生理需要来合理膳食，通过进食普通的食物满足身体对营养的需要。

为了指导人们合理调整饮食结构，我国制定了《中国居民膳食指南及平衡膳食宝塔》(2007版)。这个"宝塔"中的膳食共分5层，包含每天应摄入的主要食物种类。

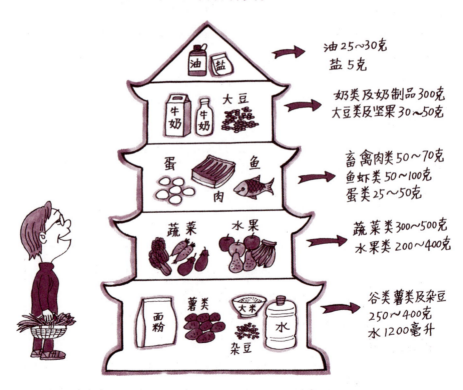

油 25~30克
盐 5克

奶类及奶制品 300克
大豆类及坚果 30~50克

畜禽肉类 50~70克
鱼虾类 50~100克
蛋类 25~50克

蔬菜类 300~500克
水果类 200~400克

谷类薯类及杂豆 250~400克
水 1200毫升

（1）谷类食物位于膳食宝塔最底层，每人每天需要摄入 250～400 克。

（2）蔬菜、水果位居第二层，每人每天要摄入各类蔬菜 300～500 克，摄入各类水果 200～400 克。

（3）鱼、禽、肉、蛋等动物性食物位居第三层，每人每天要摄入鱼虾类 50～100 克、畜禽肉类 50～75 克、蛋类 25～50 克。

（4）奶类与豆类食物位居第四层，每人每天要摄入相当于鲜奶 300 克的奶类或奶制品，以及摄入相当于干豆 30～50 克的大豆或坚果。

（5）烹调油和食盐位居第五层，每天烹调的油量为 25～30 克，食盐摄入量不能超过 5 克。

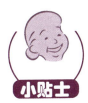

小贴士

目前，我国居民的平均糖摄入量对健康的影响没有凸显，膳食宝塔中没有特别提及糖类的摄入量。不过糖分摄入过多，人容易肥胖，同时会增添患龋病的危险。中老年朋友特别要控制糖分的摄入量，尽量少吃含糖量高的食品和饮料。

除了通过不同的食物补充营养之外，生活中还要注意补充水分。水是一切生命必需的物质，人对水的需求量主要受年龄、环境温度、身体活动等多种因素影响，平时要注意根据实际情况适时补水。在温和的气候条件下，活动量并不是很大的人，一般每天至少饮水 1 200 毫升；在高温条件下进行强体力劳动的人，要适当增加饮水量，防止身体脱水。

一、我们为什么会衰老

保持饮食结构的均衡是合理膳食、延缓衰老的重要方式，膳食结构是否合理在于饮食的搭配。搭配的要点有三：主副搭配、粗细搭配、荤素搭配。

(1) 主食与副食搭配。主食包括米、面、馒头等；副食泛指米、面以外能增强营养、刺激食欲、调节机体功能作用的食物，主要包括菜肴、奶类、水果和休闲零食。在日常进食中，不能仅凭自己的口味进食，还应考虑身体的实际需要进食；不仅要补充热量和蛋白质，还应补充维生素、矿物质、纤维素等。

(2) 粗粮与细粮搭配。粗粮是指玉米、高粱、红薯、小米、荞麦、黄豆等杂粮；细粮指的是精米白面。细粮更容易吸收，但粗粮的营养成分更多，粗细搭配有助于保证营养量。

(3) 荤菜与素菜搭配。荤菜指的是肉类食物，如畜禽肉、奶类、蛋类、鱼类等肉类食物；素菜是指蔬菜、瓜果等植物性菜肴。荤菜和素菜的营养各有千秋，如动物蛋白质多为优质蛋白质，营养价值较高；素菜可以为人体提供大量B族维生素和维生素C；植物油中还含有较多的维生素E、维生素K及不饱和脂肪酸；素菜中丰富的纤维素能使大便保持通畅。因此，荤素搭配可使营养更合理、均衡。

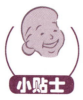
小贴士　均衡营养并不是什么都吃就可以，而是每人、每天、每餐的饮食都要合理搭配，保证身体需要的营养供给量。补充营养的同时，不能让总热量超标，否则容易肥胖，从而导致其他健康问题。

9. 为什么现代不良生活方式是影响寿命的关键因素？

由于人类生活在复杂的环境中,适应能力有限,当遭受外界各种不良因素刺激时,有时很难适应社会或自然环境变化,人体的健康状态就会受到影响,甚至会引发各种病变,加速人体衰老。因此,现代不良生活方式是影响寿命的关键因素。健康专家指出,不良生活方式主要包括如下3种。

(1) 劳累过度。现代社会人们的生活节奏加快,竞争环境恶化,为了生存或生活得更好,人们不得不每天劳累奔波,承受来自四面八方的压力。一个人一生中不同阶段要承受上学、就业、住房、养老等各方面的压力,如果持续处于高度紧张状态,甚至持续处于高负荷透支状态,身体疲劳过度,新陈代谢就会降低,不能及时排除体内有害物质,人体细胞也就容易损伤,机体各系统功能容易出现问题,整体抵抗外来病原物的能力会降低,这样人就会生病,加速人体衰老,人的寿命就会缩短。

(2) 运动不足。人体"过劳"不利于健康,同样"过逸"也不利于健康。这里所说的"过逸",是指运动量不足。人从出生开始,人体细胞、组织、器官等都在不停运动和发展,通过外部运动(也就是参加体育锻炼)能够增强人体各器官、组织的运动能力。对于中老年朋友来说,饭后可以散散步,空气好的早晨或午后可以跑步、打太极拳、游泳等。

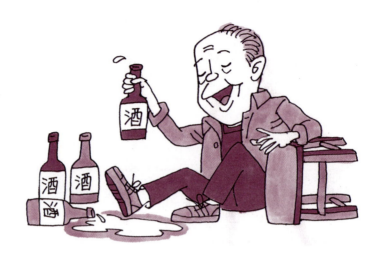

(3) 营养失调。现代社会人们的生活条件越来越好，不再担心营养不足，更多的是营养不均衡和营养过剩问题。特别是很多人饮食过量，油腻食物过多，摄入的热量超过身体所需要的量，热量转化为脂肪，多余的脂肪沉积在动脉管壁与皮下组织，就会增加心脏负荷。随着年龄增长，高脂血症、动脉粥样硬化、高血压、冠心病、糖尿病等疾病可能出现，从而加速衰老、影响寿命。

小贴士

饮酒不当已经成为人类健康的"杀手"，很多人因为长期过量饮酒，损伤肝肾功能，罹患癌症。因此，虽然适量饮酒可活气血，但还是以不饮酒为好。

10. 为什么高糖饮食会加速全身衰老？

糖是人体热量最经济、最主要的来源，也是构成人体组织的重要成分，例如血液中的血糖、乳汁中的乳糖。糖和其他物质结合会生成核糖蛋白、糖脂，是构成细胞和组织及调节生理功能不可缺少的物质。当人摄入的糖分超过人体需要时，就会从有益而变为有害。

> 爱吃甜食不但会让人肥胖，而且会加速皮肤衰老，让人看起来比实际年龄要大。荷兰莱顿大学黛安娜·范海姆斯特领导的研究小组对569名健康的志愿者进行调查，按照他们餐后的血糖浓度进行归类，分为低、中、高3组；同时，对33名血糖水平更高的糖尿病患者进行研究。研究人员让60名独立的评估者观察志愿者的照片并判断每名志愿者的年龄，结果显示血糖高的人看起来更加苍老。

当人体摄入的糖量过多时，就会出现以下两个方面的危害。

（1）加速肌肤老化。当摄入的糖分过量，血液中的糖就会附着在蛋白质上，从而产生破坏胶原蛋白、弹力蛋白的物质，而皮肤中的胶原蛋白被破坏，就会出现皱纹或松弛下垂的现象。

（2）造成代谢紊乱。吃糖时胰腺就会分泌胰岛素，促使身体摄取更多能量。当糖的含量越高，胰腺分泌的胰岛素就越多。若身体无法提供足够的胰岛素，代谢糖的能力便会遭受损害。而当

一、我们为什么会衰老

胰岛素分泌过多,体重就会增加。还有研究结果显示,食用糖分较多的人,体内的低密度脂蛋白胆固醇(坏胆固醇)水平和三酰甘油水平也较高,高密度脂蛋白胆固醇(好胆固醇)水平则会降低。也就是说,糖分过多容易引起高脂血症。

为了避免糖分摄入量超标,在日常生活中,中老年朋友可以从以下3个方面做起:

(1)用香料或带有天然甜味的食物作为甜味剂,如南瓜、苹果、番薯等。天然甜味剂能满足人体对糖分的需求,不会过于刺激味蕾,不会让人吃糖上瘾。也可以用木糖醇、山梨糖醇、甘露糖醇等作为白糖的替代物。这些食物的甜度低于白糖,不容易引起龋病和高血糖,属于健康的甜味剂。

(2)用温和的甜味剂来替代高果糖的玉米糖浆,如糙米糖浆、枫糖浆或其他糖浆等。

(3)蔗糖、棕糖、糖蜜、蜂蜜都属于高糖分食物,这些食物及那些以此为原料生产的饮食,都尽量少食用或不要食用。

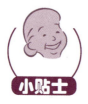
小贴士

血糖水平偏高是困扰现代中老年人的重要问题,高血糖症、高血压症、高脂血症、高尿酸症合称为老年人的"四大杀手"。老年朋友一定要重视包括高血糖症在内的心血管疾病。

11. 为什么高盐饮食会促使肾脏衰老？

食盐是生活中不可或缺的营养物质，不仅因为食盐可以让食物更加美味，而且人体也需要钠这种元素。若是食盐的摄入量超标，会对人体造成伤害，也会加剧肾脏负担，最终导致肾脏疾病。

曾经有一所医院收治了一名慢性肾衰竭患者，其患病原因就是长期高盐饮食。这名患者告诉医生，他和家人饮食口味都偏重，尤其是全家人都从事较重的体力劳动，一家三口每周平均要用去 500 克食盐。这位患者因为感觉腰部疼痛到医院检查，才得知自己已患上慢性肾衰竭。

这位患者的肾脏疾病与摄入食盐量超标不无关系。世界卫生组织建议，人每天的食盐摄入量不超过 5 克。事实上我国很多地区每人每天的食盐摄入量竟然高达 16 克，远远超过安全线，属于一种高度危险的状况。统计显示，长时期高盐饮食会导致肾脏疾病，以及心脑血管疾病、糖尿病、高血压等。

专家建议，对于口味比较重的人，要多吃些水果和蔬菜，并且保证每周做两次出汗运动，通过出汗的方式排除体内的钠盐。此外，每周还可以吃一顿素餐，这有助于平衡细胞内外渗透压，进而逐渐将自己的口味减淡。当然，也不要长期只吃素食或低盐食物，这样会造成体内钠离子不足，同样对身体不利。

一、我们为什么会衰老

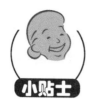

小贴士 在日常生活中,一个家庭可精细计算出一个月的食盐量,然后将这个月的盐量备齐,每天适量使用,这样就可以避免超出用量。

生活中很多食物含盐量极高,要少吃些这样的食物:

(1) 腌制的食品,如酱、酱菜、咸肉、熏肉、咸牛肉、午餐肉、香肠等。它们不仅含盐量高,且能量高,容易使人肥胖。

(2) 咸味很浓的快餐。如汉堡包、油炸土豆、炸鸡腿、方便面调味包等,也属于高盐食物。

(3) 用面包屑包裹、油炸、熏制、罐装、盐浸的鱼,其含盐量较高。

(4) 含钠调味品也是高盐食物,如番茄酱、蛋黄酱、酱油、沙拉酱等,注意要少吃。

小知识 日常饮食生活中,不仅食盐中含有钠盐,酱油、味精、鸡精等调料也含有钠盐,计算每天摄入的钠盐总量时,应该将这些调料的含盐量也包含进去,否则可能引起盐量超标。

12. 为什么高脂饮食会造成心脑血管老化？

现代社会很多中老年朋友饱受高脂血症困扰，不仅生活上不便，还会影响情绪。高脂血症和高血压症、高血糖症、高尿酸症合称"四高"，已经成为中老年人的健康杀手。

饮食不当是高脂血症的主要原因，主要表现为以下3个方面。

(1) 吃肉太多。大鱼大肉在餐桌上很常见，这些高胆固醇食物吃多了，高脂血症随之而来。

(2) 饮酒过量。饮酒过量后容易导致热量过剩而引起肥胖，脂肪伴随酒精在体内转变为乙酸，乙酸又让游离脂肪酸的氧化速度减慢，脂肪酸在肝脏中合成三酰甘油，从而造成重症高脂血症。

(3) 食盐过量。很多人喜欢口味重的盐多、辣味饮食，这为高脂血症埋下隐患。

大量研究表明，高脂血症本身是一种病症，血脂升高还是脑卒中、冠心病、心肌梗死、猝死的危险因素，即高血脂会诱发上述病变。当人患有高血脂时，身体健康状况自然下降，寿命也就会缩短。

一、我们为什么会衰老

为避免血管老化而引起人过早衰老,就需要平时注意饮食清淡,预防高脂血症的产生。对此专家给出6个生活妙招:

(1) 以橄榄油和菜籽油取代动物油;
(2) 以水果、果仁当零食;
(3) 每顿早晚餐都吃绿叶蔬菜;
(4) 以全谷物食品为主食,每周吃几顿全素,多吃豆类,食用肉类以家禽为主;
(5) 每次喝酒不超过一小杯,吃饭时细嚼慢咽,以水果为饭后甜食;
(6) 定期检查血脂状况。

其实,疾病在于预防,对于高血脂、血管老化等现象,除了生活中注意饮食之外,还要注意定期检查。检查项目具体包括:血压、血糖、血脂、血黏度、心电图、彩超等,做到有疾病早发现、早治疗、早康复。

人体的血管犹如自来水管,水管不通,水就不能正常流通。人体每天都会产生很多垃圾,要不断想办法清除这些垃圾。若发现血管出现问题,需要及时采取食疗和药物治疗。

二、衰老有哪些表现

13. 为什么女性比男性更容易衰老？

新西兰专家经过研究发现，中老年时期的男性和女性相比，男性除了容易秃顶之外，其他方面衰老的表现都没有女性明显，也就是说，女性从体形外观上就能直接表现出衰老，她们要比男性衰老得快。女性的衰老主要表现为以下3个方面。

（1）胸部衰老。女性的乳房是最脆弱的部位，30岁左右乳房就开始下垂。随着年龄不断增长，乳晕也逐渐萎缩。若不注意乳房保健，容易患乳腺炎甚至乳腺癌。

（2）臀部衰老。随着年龄增长，女性原本傲人的翘臀就会松垂下来。尤其是女性在生育之后，臀部会迅速积累脂肪，赘肉明显增多，下垂现象更为严重。

（3）头发稀疏。若发现自己开始脱发、掉发，头发变得稀疏，那说明正在走向衰老。脱发、掉发是困扰女性的难题，通常出现在35岁之后。

除此之外，脸部生出皱纹、月经失调、记忆力下降、脊椎和腰椎退化、膝盖疼痛，这些都是女性衰老的表现。因此，女性朋友需要关注自身每处细节的变化，全方位进行保养。

德国专家研究发现，在相同的年龄组中，女性失去胶原蛋白的速度要快于男性。胶原蛋白与弹性蛋白同属于皮肤中的蛋白质，这两种物质事关皮肤的生长、修复、营养、弹性等。其中胶原蛋白作用更为明显，负责抗皱和保湿两大关键因素。研究人员还发现，女性之所以比男性衰老迅速，在于她们对胶原蛋白的消耗量更大。例如，女性在经期后子宫内膜脱落，子宫内膜由胶原纤

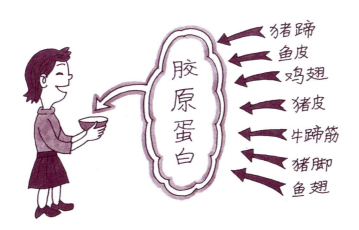

二、衰老有哪些表现

维组成,受损的子宫修复需要消耗胶原纤维(即胶原蛋白)。女性生育、流产等都会损伤子宫,子宫的恢复过程就要消耗胶原蛋白。

  为了延缓衰老,女性应该更加注意补充胶原蛋白,可以通过猪蹄、鱼皮、鸡翅、猪皮、牛蹄筋、猪脚、鱼翅等富含胶原蛋白的食物进行补充。另外,平时要保持饮食均衡,保证睡眠充足,减轻心理压力。这样,女性就能全面地延缓衰老、青春永驻。

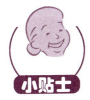
小贴士

  很多女性有减肥、节食、挑食等习惯,但是盲目地减肥,总是挑食、偏食,不利于人体吸收营养。日常生活中要注意均衡饮食,并且多吃些有助于延缓衰老的食物,这是延缓衰老的关键。

14. 为什么心理衰老很可怕？

衰老分为生理衰老和心理衰老。生理衰老更多是自然现象，往往不可逆转；而心理衰老更多是自己造成的，其危害性并不亚于生理衰老。心理年龄先于生理年龄衰老，被人们称为"未老先衰""老气横秋"等。对于心理衰老的问题，应该引起中老年朋友的重视。

心理衰老的表现大致可以表现为以下7点。

（1）意志衰退。办事缺乏毅力和探索精神，总爱凭着老经验办事。想要去做某件事情，却总是拖拖拉拉、不立即行动，最后什么事情也完成不了。

（2）兴趣爱好变少。没有兴趣阅读小说、观看影视，不喜欢参与各类有益的活动，尤其是不愿参加集体活动。

（3）滋生衰老感和死亡感。每天总会觉得自己老了、不中用了，时常担心死亡。同时，会经常回想起已故的亲朋好友，悲悲戚戚，悲天悯人。

（4）容易焦虑。随着年龄增长，人的情绪会逐渐趋向稳定。但是，有些老年朋友始终被焦虑不安的情绪所困扰，甚至情绪起伏很大。只要遭受一点刺激，情绪的反应就会特别强烈而难以抑制，有时还会将这种不良情绪发泄在家人身上，影响家庭和睦。

（5）敏感多疑。总爱捕风捉影，很在意那些似是而非的事，加上听力下降，经常把自己弄错的事情当作对自己的伤害。

（6）孤独感强烈。退休后没有了曾经习惯的工作氛围，于是感觉自己无用，不再乐于与人交往，每天生活在自己营造的小圈子里。

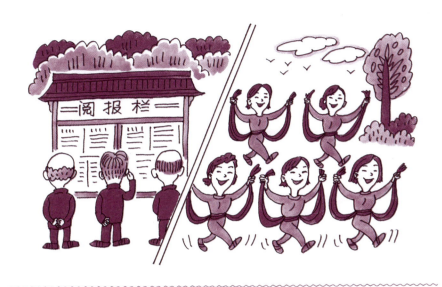

二、衰老有哪些表现

心理衰老会影响一个人的身体健康，加速人体衰老。不少老年朋友会面临心理方面的问题，其实年龄变老，但若能保持一颗年轻的心，还是会青春永驻。

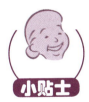

小贴士

如今良好的生活条件可以为老年朋友提供丰富的休闲娱乐方式，如看电视新闻、参加音乐茶座、阅读报刊、参与各种运动等。所有这些方式都能够充实自己的生活，让心理变得更加健康。因此，老年朋友应该时常保持愉悦的心情，将维持心理健康进行到底。

15. 为什么一些人的衰老可以「一目了然」？

> 当人迈入老年期时，就会表现出老年性的外貌征象，除了身体外形变化之外，还明显表现在牙齿、皮肤、眼睛等诸多方面，让人"一目了然"。具体来说，随着机体衰老，会出现头发变白且稀少，面部出现皱纹、老年斑、皮肤松弛，视力和听力下降等。

（1）发质变枯暗、灰白、稀疏。头发出现黑白相间，或鬓发灰白、灰黑相杂，而且逐渐脱落。男性脱发状况比女性严重，开始脱发的年龄也更低。

（2）皮肤松弛，显现皱纹。人衰老之后，由于皮肤的水分减少，弹性纤维逐渐减少，结缔组织逐渐老化，皮肤萎缩，皮肤就会长出皱纹，其中面部的皮肤松弛现象最为明显。皱纹通常最先出现在前额。

（3）出现老年斑。老年斑是由脂褐素这种色素物质沉积形成的。人的脂肪代谢发生改变，体内的自由基增加，不饱和脂肪酸遭到自由基氧化后转变成脂褐素，脂褐素聚集于表皮之下形成褐色素老年斑。老年斑通常出现在人体的暴露部位，如面部、前臂、手背等。

（4）眼睛变化。不难发现老年人的眼睑一般松弛、无弹性，上眼睑下垂，眼裂变小，下眼睑下垂，出现囊状的眼袋，眼窝内和眼球后的脂肪减少，眼球失去弹性，并且微微下陷，角膜透明度变低。随着人体内的自由基增加，蛋白质变性，就可能患有白内障。

（5）齿槁松脱。牙齿朽槁、灰暗并逐渐松动、脱落，部分人的牙齿会全部脱落。其中女性脱牙现象更为严重。由于牙齿脱落，面颊肌肉失去衬托，原本丰满的唇部和颊部凹陷，面部看起来就比较消瘦。而颧骨和下颌骨凸出，整个面部看起来不协调。

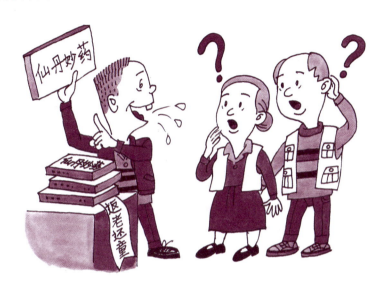

二、衰老有哪些表现

人的老年化不是病理状态,而是属于正常的自然现象,是人体功能从生长到衰老的规律。老化的进程是渐进的、缓慢的,并非突然出现。人体各组织器官的功能下降,整体免疫能力降低,环境适应能力也逐渐变弱。

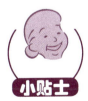
小贴士

不要相信任何东西能让人瞬间变年轻,世上并没有长生不老的仙丹妙药。人体衰老渐进而缓慢,要从日常生活点滴做起,重视生活、起居、运动、保健各个细节。

16. 为什么大脑衰老是一种严重的衰老？

大脑是人体进行思维活动最精密的器官。大脑的作用不计其数，若人的大脑功能出现问题，那么整个人体系统都将瘫痪。大脑健康的人，语言能力、逻辑推理和空间想象能力、运动能力、环境适应能力等才能保持正常。反之，若大脑功能异常，人的上述能力随之丧失，衰老加剧。

鉴于大脑的重要作用，澳大利亚神经科学研究院的专家研究发现，58%的人对大脑健康问题忧心忡忡，大脑衰老带来的一系列问题，确实要比想象中更加严重。研究数据表明，若大脑与神经发生功能紊乱，预期寿命会缩短 19.1%。另外，大脑疾病会让一个人的性格发生改变，出现情绪不稳定现象。

脑衰老分为生理性衰老和病理性衰老：生理衰老是自然年龄的衰老，病理性衰老是由疾病引起的衰老。无论哪一种原因引起衰老，对人产生的负面作用都不言而喻。脑衰老直接的表现就是脑功能减低，如记忆力下降、注意力不集中、思维能力下降等。当脑功能严重衰退时，就可能出现老年痴呆症。

随着年龄增大，人脑必然会逐渐衰老，不过可以延缓脑衰老的进程。现代医学与脑科学不断发展，为延缓脑衰老提供了科学依据。研究显示，不饱和脂肪酸是维持脑功能正常的重要物质，合成神经递质的主要来源为胆碱，而胆碱以卵磷脂的形式存在于人体中。因此，平时尽量多吃些富含卵磷脂的食物，有助于补充脑细胞和增强脑功能。

为了保健大脑,应该多补充糖类、维生素、微量元素、矿物质等,并且保持各类营养的均衡性。脑活动要消耗能量,糖分是能量的来源;五谷杂粮是补充能量的最佳物质,每天进食粮食300～500克,能满足脑器官和组织对糖分的需求。同时,补充维生素、矿物质等,有助于增强脑细胞的活力,让脑更加灵活。

除了通过饮食保健大脑,还要科学合理运动健身。运动能够保护和刺激大脑,增加脑的氧气和葡萄糖的供应,增加脑神经细胞树突的体积与数量,让坏死的脑细胞尽快排出,有助于延缓脑衰老。需要注意运动量不能过大,否则人体内会产生较多的自由基,反而加快脑衰老进程。

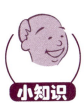

自我测试人体衰老:从100向后倒数,先100减7,再用得出的数减7。依此类推,减到不够减7为止。正常情况下,40岁以下的人,花的时间不超过20秒;40～60岁的人,花费时间不超过40秒。若实际花费的时间超过规定时间,身体年龄减少2岁;反之则增加2岁。感兴趣的中老年朋友可进行测试。

二、衰老有哪些表现

17. 为什么出现代谢综合征是人体衰老的重要表现?

> 医学领域常见的"代谢综合征"最早出现于 1977 年,由一位名叫赫尔曼·哈勒尔的医生命名,用来描述肥胖、糖尿病与高血压的内在关系。代谢综合征患者可能会诱发 2 型糖尿病、冠状动脉病、脑卒中(中风)等。

老年朋友最容易出现代谢综合征,原因包括缺乏锻炼、饮食不健康、自然老化等。代谢综合征会增加患炎症的风险,身体发生炎症,一系列健康问题就会接踵而至。

> 据估计美国人中约有 1/4 的比例患有代谢综合征,可见这种疾病非常普遍,这也引起美国医学界的重视。世界卫生组织及欧美业界先后公布了代谢综合征的定义,中华医学会糖尿病学会结合中国常用临床检测项目情况,于 2004 年提出代谢综合征的定义标准。具备以下 4 项组成成分的 3 项或全部,可定义为代谢综合征:

(1) 超重和(或)肥胖:BMI≥25.0(身体质量指数英文为 Body Mass Index,简称为体质指数。BMI 是用体重千克数除以身高米数的平方得出的数字,即 BMI 的单位是 kg/m^2)。

(2) 高血糖:空腹血糖≥6.1 毫摩/升(110 毫克/分升)及(或)已确诊为糖尿病并治疗者。

(3) 高血压:血压≥140/90 毫米汞柱及(或)已确诊高血压病并治疗者。

(4) 血脂紊乱:三酰甘油≥1.7 毫摩/升(150 毫克/分升)及(或)空腹血清高密度脂蛋白胆固醇(HDL-C),男<0.91 毫摩/升(35 毫克/分升),女<1.01 毫摩/升(40 毫克/分升)。

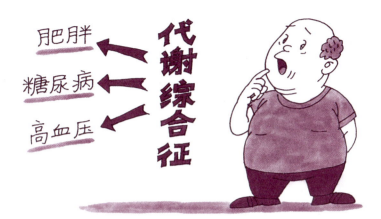

二、衰老有哪些表现

肥胖诊断采用BMI分割点,主要是依据中国人的肥胖性特点而制定的。

代谢综合征是一组复杂的代谢紊乱综合征,其原因及治疗极其复杂。专家指出,对于复杂的代谢综合征,首先要减轻体重,将体重控制在合理范围;增强运动锻炼,改善心肺功能,同时减肥降脂,改善血脂紊乱状态。

小贴士

代谢综合征是老年朋友的常患疾病。若不及早解决问题,会出现越来越多的健康问题,拖垮老年朋友原本已经衰弱的身体,加速衰老。如果怀疑自身患有代谢综合征,要及时检查和治疗。

18. 为什么老年痴呆是大脑衰老的典型表现?

随着老龄化问题日趋严重,老年痴呆已经成为常见疾病,甚至被人们认为是当前社会的"流行病"之一。

典型的老年痴呆是阿尔茨海默病(Alzheimer Disease, AD)。阿尔茨海默病通常出现在老年期及老年前期,属于原发性退行性脑病。老年痴呆患者的症状表现是持续性的高级神经功能活动障碍,具体表现在记忆力、思维力、分析判断力、视空间辨认力、情绪控制力等方面出现障碍。

医学研究表明,老年痴呆的病理是大脑皮质萎缩,同时伴有β淀粉样蛋白沉积、神经原纤维缠结、记忆性神经元减少及老年斑形成。中医学认为,老年痴呆的基本病理变化是骨髓空虚,肾气、肾精亏虚是其基本病机。大量临床试验表明,肾虚的老年人,绝大部分大脑神经细胞数量减少,整体的脑功能下降。

老年痴呆通常没有明显的疼痛症状,一般在早期出现记忆力减退、健忘等轻微症状,这时很多人会误以为这是正常的衰老,很少到医院就诊,以致错过最佳的治疗时机。有专家对天津市的老年痴呆人数进行估算,目前天津市有超过10万的痴呆老人,并且每年以1.8万到2万的人数递增。仅有2%左右的家庭采取了及时而正确的治疗。很多痴呆老人只是购买一些营养药,这些药物非但不能治疗好疾病,反而使老人错过最佳的治疗时机。

老年痴呆的病因不同,预防方法也不同,归结为以下4个方面。

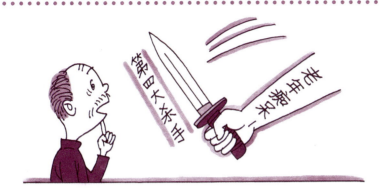

(1) 饮食均衡,避免摄取过量盐分和动物性脂肪。每天的食盐摄取量应控制为 5 克,少吃或不吃动物性脂肪和糖,均衡摄入蛋白质、食物纤维、维生素、矿物质等。

(2) 适度运动,维持腰部和脚的强壮。老年人不适宜大幅度的运动锻炼,可以做些复杂而精巧的手工以便促进脑的活力,也可以写日记、吹奏乐器、画画等,预防老年痴呆。

(3) 远离烟酒,生活有规律。喝酒容易引发肝功能障碍,导致脑功能异常。调查显示,每天饮酒量超过 0.3 升的人,要比不饮酒的人更容易患脑血管性痴呆症。

(4) 预防脑部损伤。除了不良的饮食生活习惯会引起老年痴呆症,脑部外伤也是引发痴呆的重要原因,在平时的活动中要预防跌倒、磕碰等。

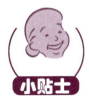

小贴士

目前,痴呆老人的病死率是普通人的 3~4 倍,已经成为心脏病、癌症、脑卒中之后的第四大"杀手"。由于临床确诊老年痴呆有难度,只能多关注自身健康状况,争取早发现、早治疗。

19. 为什么"人老先老腿"?

美国《预防》杂志总结的老年人的长寿表现中,"腿部肌肉有力"是长寿的典型表现。在日常生活中不难发现,凡是长寿的老人,几乎个个步履稳健,行走如风,不少年龄小的人其走动速度都没有他们迅速。可见,要想活得更长久,保养好双腿至关重要。

人们常说"树老根先枯,人老腿先衰",腿部每天都要承受很重的负荷,十分容易衰老。而且与上肢相比较,腿脚距离心脏和大脑较远,由于身体受地球重力作用,血液回心比较困难,加上人衰老之后心脏功能和血管弹性减弱,血液循环能力下降,更会引起腿脚部血液循环不良的现象,这也就加速腿部衰老的进程。

腿脚衰老会有明显的症状,可以通过以下5个方面进行判断:

(1) 腿脚不灵便。40岁之后腿脚变得不灵活,只要稍微走点路,腿像灌铅似地沉重。

(2) 腰酸腿疼、肿胀。尤其是中年女性,只要站立一段时间,就会感觉腰酸腿痛。咳嗽时腿产生放射性疼痛。血液循环不好会导致腿胀,同时这也是心脑血管病或肾脏疾病患者常有的症状。

(3) 走路变慢。不知不觉中感觉自己的步速越来越慢。当有急事想走快点时,腿脚不听使唤,无法自如行动。严重情况下还会出现肌肉萎缩症。

(4) 双腿一侧发凉。腿脚发凉是常见症状,即便大热天也感觉小腿肚凉飕飕的。事实上,这可能是腿部的血液循环不畅所致,也可能是腰椎间盘疾病引起。

(5) 抽筋、肿胀。只要运动或着凉时,腿部就容易抽筋。这可能是骨质疏松症状,要引起注意。

中老年朋友如何加强腿部保健? 首先要注意保暖,促进血液循环。平时可以多用热水泡脚,增强腿部的气血循环。同时在临睡前用小枕头垫高腿部,也有助于促进血液畅通。其次就是常晒太阳,特别是在冬季。晒太阳有利于保暖,还有助于人体形成维生素D,避免腿部钙质的流失,从而有效预防骨质疏松。再次就是要坚持运动,因为运动能增强骨骼和肌肉的健壮程度。不过要注意腿部负担不能过重。

二、衰老有哪些表现

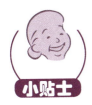

小贴士

腿脚部是人体经络最多的部位,号称人的"第二心脏"。若腿脚部血液循环出现问题,一定要进行医治。善待和保护好自己的双足,让自己的双足步履稳健,让寿命更长久!

20. 为什么颈椎病是颈椎衰老后导致的病变？

颈椎病属于一种颈椎退行性病变，伴随这种退行性病变的是颈椎骨质增生、颈椎间盘突出等问题。人患颈椎病的原因很多，主要包括头颈部外伤、不良姿势、慢性感染、风寒风湿。对于这些不良因素，平时可以通过培养良好的习惯来避免。

患颈椎病的其中一个重要原因是颈椎衰老。随着年龄不断增长，颈椎间盘两椎体之间摩擦而出现衰老退化，每个颈椎关节之间的高度变低，于是导致颈椎周围的组织结构松弛、晃动，从而导致韧带肥厚、骨质增生，椎间盘老化后会向周围膨胀，这一系列的病理变化会压迫刺激神经根与椎动脉。这便是颈椎病的病因。

当颈椎发生退行性变时，也就意味着椎间盘、韧带与骨骼衰老。颈椎位于头、胸和上肢之间，起着至关重要的桥梁作用。然而，颈椎骨在脊椎骨中体积最小、承重量过大、活动频率高，很容易受到伤害。在日常生活、工作和运动中，如不注意减轻它们的负荷，就容易产生劳损，渐渐地就会发生颈椎退行性变。如今，颈椎病的发病人群越来越年轻化，有的人在20岁左右就开始有颈椎病，这是因颈椎过早衰老造成的。

事实上，颈椎病往往是一个人衰老的表现，而且受颈椎病痛折磨的人衰老速度又会加速，这就对人造成多重危害。生活中这样的例子很多，很多人患上颈椎病之后，脸上的气色很差，做什么事都没有力气，每天都是病怏怏的样子。在医生的指导下科学地进行康复，颈椎病痊愈后整个人的精神状态也有了很大的改观。若受颈椎病困扰，人就会衰老得很快。预防衰老，应该从预防颈椎病开始做起。

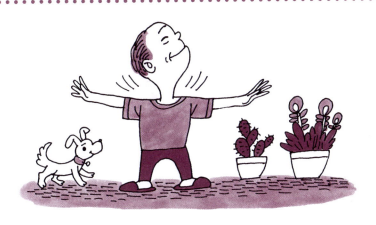

二、衰老有哪些表现

颈椎病催人衰老的一个典型表现是脱发。若发现自己脱发比较严重,颈椎进一步有明显的麻木、活动不便症状时,就要考虑是否患上颈椎病。

我们应当学会自我调节,爱惜、保护自己的身体。不要长时间坐着,要定时站起来活动,扭扭头、伸伸腰,活动颈部的筋骨。特别是不喜欢运动的中老年朋友,一定不要让颈椎长时间固定成一种姿势,应该经常活动颈椎,还可以进行颈椎按摩。

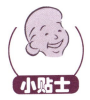
小贴士

人的一生有超过 1/3 的时间在睡觉,在睡觉时间要注意保护颈椎,枕头的选择至关重要。成人的枕头高度以 15 厘米为宜,柔软度要适中。药枕能活血化瘀,强筋健骨。

21. 为什么衰老的人容易出现眼部疾病？

眼睛是心灵的窗户。随着年龄增加，身体各项功能衰退，老年人患上眼部疾病的风险大大增加。老花眼是中老年朋友常见的眼睛问题，它是人衰老的一种生理性变化，和眼睛的晶状体弹性降低和调节功能减退密切相关。老年人还会患上其他眼部疾病，如白内障、黄斑变性、青光眼、视网膜静脉阻塞、糖尿病性视网膜病变等。每一种眼部疾病都可能造成失明。因此，若发现问题，要及时进行治疗，而且要采取针对性的治疗保护好眼睛。

（1）白内障是常见的致盲性眼部疾病。白内障是在老化的过程中，透明的晶状体变性失去透明性，浑浊的晶体就像不透明的玻璃遮挡视线，引起视力下降。白内障早期，可以在眼的局部使用眼药水和服用维生素类药物，一般能减缓症状。若症状严重，要采取白内障超声乳化技术手术治疗。通过在术眼角膜或巩膜的小切口处伸入超声乳化仪探头，把浑浊的晶状体和皮质击碎为乳糜状，然后借助抽吸灌注系统吸出乳糜状物，同时保持前房充盈，最后植入人工晶体，患者就能重见光明。

（2）老年黄斑变性也是老年人常见的疾病，发病率随着年龄的增长而越容易发生。眼部氧化、慢性光损害、吸烟、营养不良、炎症、遗传等，都是黄斑变性的原因。轻微的黄斑变性可以采取食疗的方式补充抗氧化剂，也可以口服维生素C和维生素E这类抗氧化剂。症状严重者需要采取手术治疗。如视网膜下新生血管膜的切除、黄斑转位术、视网膜移植等，都是解决黄斑变性的良方。

（3）视网膜静脉阻塞也是老年人常见的眼病。患者会感觉视力模糊，眼前有黑影遮挡视线，给日常生活带来不便。这种眼病可以采取激光治疗，改善阻塞的静脉血管。也可以采取视网膜动脉梢膜切割手术，从而减轻静脉受压，让血流恢复。

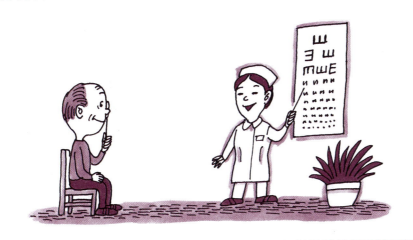

(4) 糖尿病性视网膜病变是由糖尿病引起的严重并发症,会对视力造成危害,若不及时治疗,可能导致失明。需要糖尿病与眼部疾病同时治疗,可以采取常规的糖尿病治疗方法,再治疗糖尿病性视网膜病变,治疗方法主要有药物治疗、光凝治疗、冷凝治疗、玻璃体切割术、垂体摘除。医生会根据患者病情采取针对性治疗,一般能恢复视力。

眼睛是人体最脆弱的器官之一,如果患上眼部疾病,一定要及早治疗。眼部疾病通常采取食疗、药物治疗等保守治疗,不在迫不得已的情况下不采取手术治疗,以防留下后遗症或因手术失败而失明。

二、衰老有哪些表现

22. 为什么牙齿问题与衰老密切有关？

绝大多数老年朋友会发现，随着年龄增加，牙齿问题逐渐显现，如牙齿对酸甜辛辣特别敏感，牙齿松动脱落，牙表面无光、有裂痕，出现龋病，患牙龈炎……当出现这些牙齿问题时，说明人走向衰老。也就是说，牙齿问题是人衰老的明显信号。

当人逐渐老时，牙齿会随之老化，大多数老人的牙齿都磨损严重，牙齿松动、脱落、牙龈萎缩等现象很普遍，于是不能充分咀嚼食物，不得不"囫囵吞枣"，这样就增加了肠胃负担，影响身体对营养的吸收，随之而来的是诸多疾病问题。

牙齿是身体重要的组成部分。若能养成良好的保养习惯，年近古稀时拥有一口洁白的牙齿也不是遥不可及，关键是要重视牙齿保健。可以从以下3个方面做起。

（1）养成清洁牙齿的习惯。清洁牙齿最主要的是每天坚持刷牙。每天早晚使用温水刷牙，临睡前刷牙比早晨刷牙更重要。一日三餐之后记得用清水漱口，漱口时借助水的冲力把牙缝中夹带的食物残渣清洁干净，如果残渣嵌得很紧，那么可用牙签将其剔除。

（2）每天洗脸时，用食指（示指）上下旋转按摩牙龈，排除龈沟和牙周袋中的分泌物，这样有助于改善牙龈内的血液循环，增强牙周组织对外界损伤的抵抗能力，从而预防牙周病。若平时吃东西时觉得牙疼痛得厉害，要定期到医院清除牙表面的结石，以防患上牙周炎。

（3）牙齿缺损尽快修补。调查发现我国的老年人群中，超过90%的人都存在不同程度的牙齿缺失现象，而有牙齿问题的这些

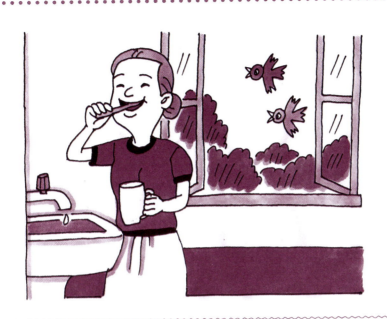

二、衰老有哪些表现

人中只有 30% 的人配了假牙。可见,人们对牙齿缺损的重视程度还不够,这种对待牙齿的态度急需改变。

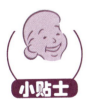 小贴士

口腔是牙齿的住所,住所环境是否良好有关牙齿的健康,有必要保持口腔清洁,让牙齿有良好的环境。

23. 为什么听力下降是人体衰老的一个重要症状？

不难发现，在和一些老年朋友对话时，老年人往往听力不好，一句话要说很多遍，对方才能听清。听力下降的人很难与人进行正常沟通，生活会被严重干扰。

老年人听力下降的原因有两种：一是自然退化，听力退化速度因人而异；二是环境因素影响，如噪声、服用耳毒性药物抗生素，或心脏血管疾病、糖尿病等所致。

在老年性听力损失的因素中，年龄性老化是其中一种。原因可能是听觉器官单纯性退化，也可能是高血压、冠心病、动脉粥样硬化加速了听力下降。

医学专家研究发现，当男人到 40 岁之后，鼓膜变厚，耳道萎缩变窄，这就降低了他们对声音的辨别能力，特别是对高频声音的辨别力逐渐下降。60 岁之后约有 2/5 的男性出现不同程度的听力障碍。这就是生理衰退影响听力的表现。

对于由于年龄增长而听力下降的现象，每个人都应该重视起来。除了对身体做好日常的保健工作之外，还要特别关注自己的听力问题，做好听力保健。

（1）当用耳机听音乐时，声音不要开得太大，每隔 45 分钟就休息一会儿。
（2）不要长时间呆在嘈杂的环境中。
（3）碰到放鞭炮等强噪声时，要轻轻捂住耳朵。

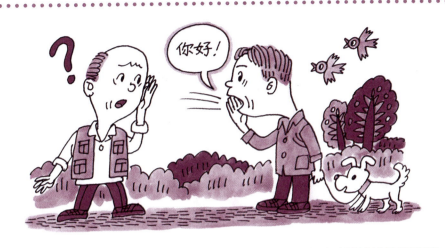

(4) 慎用庆大霉素等耳毒性药物。

当然,有的人听力下降严重,通过保健、治疗无法康复,这时就要使用助听技术,也就是运用助听器。助听器分为盒式、耳内式、深耳道式、耳背式、骨导助听器和气导助听器。不同的助听器各有特点,其作用都是将声音信号放大,最大限度地保证使用者正确感知这个世界的声音。

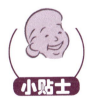

小贴士

有的老年朋友会觉得自己的听力还行,不需要助听器。其实,若听力损失在 40 分贝(dB)以下,就应佩戴助听器。从理论上来讲,佩戴助听器有助于延缓听力衰老。

二、衰老有哪些表现

24. 为什么生殖功能衰退也是人体衰老的表现?

人体衰老的表现有很多,其中生殖系统功能衰退是人体衰老的明显表现。生殖系统是人体的有机组成部分,该系统单独某个器官功能下降,都是由人体衰老引起,同时个体的衰老,又会加速身体衰老,以致出现早衰、早逝现象。

现实生活中人们经常受到生殖系统疾病的影响。男性常见的生殖系统疾病有尿频、尿急、尿潴留、尿失禁、前列腺疼痛、性功能下降等。女性常见的生殖系统疾病则有阴道炎、外阴炎、盆腔炎、宫颈炎、附件炎及这些炎症发生的病变,具体表现为阴道瘙痒、月经不调、不孕不育等症状。由此可见,生殖系统很容易出现病变,需要用心呵护。

保护好生殖系统乃至每个生殖器官,对延缓衰老有重要意义。

对于男性而言,应该从以下4个方面去保健生殖系统:

(1)保持外阴清洁。生殖器的包皮过长,容易藏垢纳污,从而引起炎症,保持清洁有助于预防炎症。除此之外,其他器官也要注意保持清洁,发现问题及时就医。

(2)男性应该少喝酒或不喝酒,不吸烟。这是生殖系统保健的重要方法。

(3)应当减少和节制手淫的坏习惯。适度手淫有益健康并无损害。若频繁手淫,就会导致体质虚弱、精神萎靡不振、失眠等。

（4）在日常生活当中，应当避免高温环境。由于阴囊在高温条件下精子的成活率比较低，会严重影响生育。

对于女性而言，生殖系统保健主要是做好阴道和卵巢的保健。

（1）阴道保健。女性的阴道呈弱酸性，若阴道中的酸碱平衡被打破，益生菌这样的"健康卫士"便会减少，致病菌会侵入女性阴道，以致引起阴道炎症甚至发生癌变。

（2）卵巢保健。卵巢是生产雌激素的"工厂"，而雌激素是让女性保持美丽和年轻的重要物质，它让女性拥有柔嫩的皮肤、靓丽的头发和充满活力的身体。要保养卵巢，就要定期给卵巢做体检，出现问题及时就医。保持良好的心情，加强体育锻炼，不吸烟和不喝酒，都是维护卵巢的方法。

不管是男性还是女性，生殖系统的保健都至关重要。保护好生殖系统，才能延缓人体衰老，确保自己维持年轻状态。

二、衰老有哪些表现

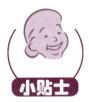

小贴士

不论老年男性还是老年女性，生殖系统功能都会随着年龄的增大而出现不同程度的衰退，这属于正常的生理变化。在采取积极恢复功能的同时，要勇于接受现实，不因生殖功能下降而影响生活的其他方面。

三、现代科技延缓衰老

25. 为什么一些抗氧化保健品有延缓衰老的功效?

随着生活水平的逐渐提高,人们越来越重视健康,保健品市场也不断发展。在市场上的众多保健品中,有些抗氧化保健品有助于抑制人体氧化进程,能够延缓衰老。

提到抗氧化保健品,不免再次提及之前已经提过的"自由基"。自由基是人体进行新陈代谢的产物。当人体中过多的自由基得不到清除,就会导致人体逐渐衰老。人体衰老的过程,其实就是人体"氧化"的过程。氧化反应破坏了物体原本的结构,从而发生质变,造成氧化反应速度加快。人类老化进程就是氧化进程的外在表现。要延缓衰老,我们需要对抗自由基,对抗自由基的本质就是抗氧化。我们平时除了通过饮食补充抗氧化营养元素之外,还可以直接服用有抗氧化功效的保健品。这些保健品从原材料中提取精华——抗氧化剂,可以帮助我们迅速清除自由基,进而实现养生保健的效果。

目前,市面上的抗氧化剂种类繁多,主要有酶类抗氧化剂和非酶类抗氧化剂。酶类抗氧化剂通常是抗氧化酶,主要包括超氧化物歧化酶、过氧化氢酶、谷胱甘肽过氧化物酶等;非酶类抗氧化剂包括黄酮类、多糖类、维生素C、维生素E及β胡萝卜素等。上述这些物质可以帮助捕获并中和自由基,让人体中的自由基数量减少。

经国家食品药品监督管理总局(SFDA)审核认定,具备抗氧化作用的常用原料包括:维生素A、维生素C、维生素E、硒、低聚原花青素、超氧化物歧化酶、泛癸利酮(辅酶Q_{10})、茶多酚、β胡萝卜素、牛磺酸、螺旋藻等。对于人体清除自由基能力逐渐下降的

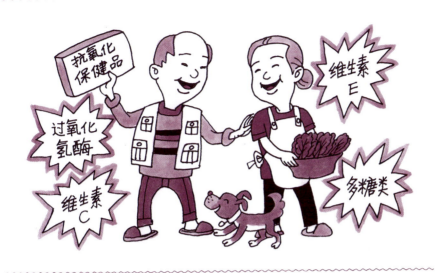

三、现代科技延缓衰老

老年人,为了避免体内自由基过多、机体组织器官遭受损害进而加速机体的衰老所引发的各类疾病,平时要注意适当补充抗氧化剂,实现预防疾病、延缓衰老。

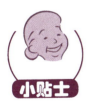

小贴士

抗氧化保健品不是医用药物,虽然没有不良反应或不良反应不是很强,但仍不能乱用和滥用。平时使用的剂量要严格按照保健品说明书进行操作。同时,还要注意抗氧化保健品与其他食品搭配时可能会产生不良反应的问题。

26. 为什么胶原蛋白保健品可以延缓皮肤衰老？

爱美之心人皆有之，无论男性还是女性，都想让自己活得年轻一点，于是人们通常会补充胶原蛋白来让自己的肌肤紧致、嫩滑。胶原蛋白到底是什么？它们为什么可以让一个人的皮肤变好，让人看起来更年轻呢？

胶原蛋白是一种高分子生物物质，能够补充皮肤各层所需的营养，增强皮肤的胶原活性，有滋润皮肤、延缓衰老、美容、祛皱、养发等作用。胶原蛋白犹如一张细密的弹力网，紧紧地锁住皮肤中的水分并支撑着皮肤，让皮肤具有弹性和张力。当胶原蛋白流失时，相当于这张弹力网断裂，皮肤组织开始萎缩，以致出现肌肤干燥、起皱纹、长色斑等现象。在现实生活中，我们会发现，人年老后出现的皱纹，就是由于胶原蛋白和水分流失，使得肌肤内部失去支撑力、皮肤萎缩和塌陷。

如今，胶原蛋白被广泛应用于化妆品中，其功效主要是以下4点。

（1）营养作用。胶原蛋白本质上是一种蛋白质，而这种物质是皮肤层所必需的养分。当深层皮肤中的胶原蛋白保持强有力的活性，皮肤就能保持活力和弹性。拥有紧密嫩滑的肌肤，人看起来就会更年轻。

（2）修复作用。胶原蛋白和周围组织有不错的亲和性。因此，它具备修复组织的作用。

（3）保湿作用。胶原蛋白分子中含有大量亲水基团。因此，它有良好的保湿作用，让人的肌肤时刻保持在润泽状态。

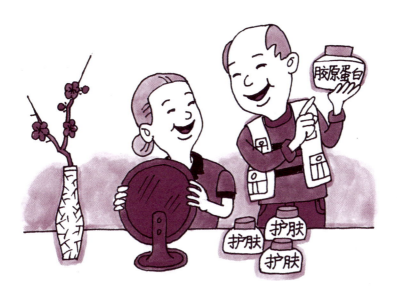

(4) 配伍作用。胶原蛋白能调节和稳定 pH、稳定泡沫和乳化胶体。它作为一种功能性成分应用到化妆品中,能减轻表面活性剂、酸、碱等刺激性物质对皮肤和毛发的损害。

胶原蛋白的应用非常广泛,种类也很多,不同类型有各自的优缺点,需要在专家指导下选用。胶原蛋白主要分为以下 5 种类型。

（1）纯粉型。优势在于纯度高，市场占有率大。缺点是它容易破坏体内的胃酸平衡，以致不能完全被皮肤吸收，皮肤的整体利用率反而会下降。可以选用小分子的胶原蛋白粉，分子量在1 000～2 000，吸收的效果更好。要严格参照产品服用说明，用温开水冲泡。若不习惯胶原蛋白的氨基酸气味，可以混合果汁或豆浆冲泡服用。

（2）口服液型。优势在于服用方便，便于携带，吸收率较高。缺点是它属于液体，保质期短，容易变质。因此，厂家为了延长保存时间，会在其中添加防腐剂。为了迎合消费者的口感，还会添加调味剂。这些添加剂往往对人体健康有害。

（3）片剂型。优势在于服用方便。因为需要制作成片剂，必须添加其他固型剂，胶原蛋白的实际含量很低。

（4）胶囊型。优势在于使用方便，口感很好。只是其中有不少添加成分，如添加色素让胶囊的颜色变得鲜艳，这些添加成分对人体有害。同时，胶原蛋白的含量相对较低。

（5）注射型。优势在于见效快，皮肤的状态会很快改善。缺点是存在不良反应，有反弹风险，甚至可能破坏原有的皮肤状态，让皮肤变得更差。需要说明的是，注射胶原蛋白必须到正规医院进行。

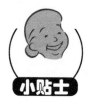

皮肤特别是脸部皮肤的好坏，直接影响一个人的形象。在现实中，睡眠不足、工作劳累、年龄增长、太阳辐射等都会破坏皮肤。

27. 为什么补充益生菌和膳食纤维可延缓肠道老化？

"欲得长生，肠中常清。"衰老和肠道功能关系密切。事实上，肠道也有年龄，它属于人体最繁忙的器官之一，每天不停地承担着吸收营养、排泄废物的任务。研究表明，人类所患90%的疾病与肠道不洁密切相关。因此，关注肠道健康，可以让我们少生病、更长寿。

人通常从55岁开始，肠道当中的有益菌群数量就开始减少，肠道就开始老龄化，消化功能就开始下降。肠道功能衰退的显著症状之一是便秘，还会引起免疫力下降、消化不良、口臭、肤色变暗等多种不良影响，会引起一系列疾病。可是现实生活中我们往往不注意对自己的肠道进行保护，如平时偏食、暴饮暴食、睡眠障碍、过度劳累等，都会危及肠道健康，最严重的情况下会引起癌症。

保护肠道健康，势在必行。如何才能保护肠道健康，从而延缓肠道衰老呢？可从两方面做起。

（1）补充益生菌。补充益生菌可选择一些富含益生菌的饮料。只有肠道内拥有强大的益生菌"队伍"，才能有效清除体内有害菌群，使毒性物质无法滋生，从而增强免疫力，让人远离疾病。

三、现代科技延缓衰老

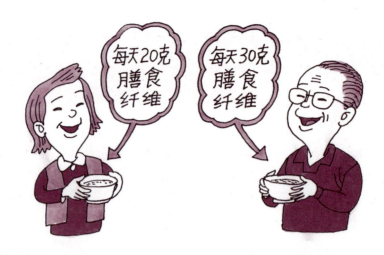

(2) 补充膳食纤维。膳食纤维有助于防止肠道老化。随着年龄增加,肠道的蠕动能力下降,食物中的致癌物质和有毒物质就可能残留在体内,从而引起一系列病变。对50岁以上的中老年朋友来说,男性每天应该至少摄入30克膳食纤维,女性每天应该至少摄入20克膳食纤维。日常饮食中,富含膳食纤维的食物包括全谷食物、水果蔬菜和豆类等,中老年朋友可经常选用。

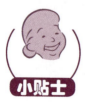

小贴士

肠道保健无外乎是要做到"肠中常清,肠中无滓"。水能有效地"清洗"肠道,每天起床后喝一杯温开水,相当于给肠道洗个澡,起到润肠、排毒的作用。

28. 为什么补充钙剂和活性维生素 D 有利于延缓骨骼衰老？

人到老年，全身骨骼就会变得脆弱，受伤之后难以恢复。为什么会出现这种状况？

医学专家指出，骨由有机质和矿物质组成，一般矿物质占骨重量的 2/3，确保骨的硬度；有机质占骨重量的 1/3，主要为胶原纤维，确保骨的弹性。老年人骨骼比较坚硬，但是缺乏弹性，因此容易发生骨折。

在中老年人群中，最主要的骨骼问题是骨质疏松和骨软化。

（1）骨质疏松。在超过 60 岁的人群中，男性约有 10% 出现骨质疏松症，女性约有 40% 患有骨质疏松症。骨质疏松通常没有明显的症状，只有在平时体检时才会偶尔发现。

（2）骨软化症。主要是由于缺乏光照，体内缺乏维生素 D，骨骼内类骨沉积。相当一部分老年人缺乏维生素 D，是因为平时很少晒太阳，从食物中摄取的维生素 D 较少。

针对骨骼容易出现的两个问题，我们可以有针对性地进行保健。

(1) 补钙。人们可以从食物中获取钙元素,也可以补充钙剂或钙片等。平时食物中注意补充牛奶、豆制品、海带、虾皮等,通常能满足人体需要的钙元素量。若无法从食物中获得足够的钙元素,就可以服用钙剂或钙片。

(2) 补充维生素D。维生素D有助于提高肌体对钙、磷的吸收,是人体必需的元素。可是人们往往缺乏这种元素,使得机体对钙、磷的吸收不足,出现骨骼缺钙的现象。不过,维生素D的补充方式很简单,每天适当晒晒太阳,就可以实现补充维生素D的目的。

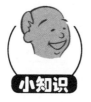
小知识

目前,我国市场上的钙剂分为有机钙、无机钙、活性钙和酪蛋白钙。

(1) 有机钙容易溶解,这类制剂有乳酸钙、葡萄糖酸钙。

(2) 无机钙有碳酸钙。它的含钙量高,价格便宜,不过吸收率低,容易刺激肠胃。

(3) 活性钙属于贝壳类高温煅烧而形成的钙混合物。钙的含量高,不过水溶液呈强碱性,对胃肠有强烈的刺激性,一般不使用。

(4) 酪蛋白钙是最新研制出的生物类钙,由牛奶中的酪蛋白离子和钙离子反应制成。含钙量高,人体容易吸收,不需要维生素D就能被人体吸收,而且对肠胃没有刺激,是一款理想的补钙制剂。

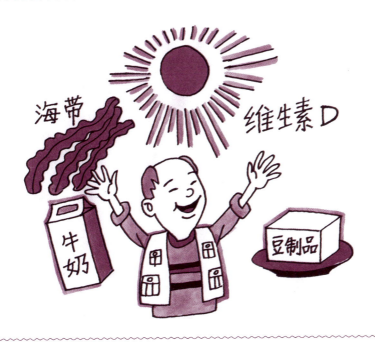

三、现代科技延缓衰老

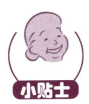
小贴士

市场上的补钙产品不计其数。有的厂家炒作"原子钙""纳米钙"的概念,宣称自己的产品容易吸收。事实上,钙剂、钙片的吸收率与本身的颗粒大小无关,主要是看它是否具有生物学活性。人们在购买补钙类保健品时,不要被铺天盖地的广告蒙蔽双眼。

29. 为什么骨关节衰老可通过补充氨基葡萄糖来改善？

骨关节退化是老年人群的常见病,如今呈现出年轻化态势,很多人刚到中年就出现这种退行性疾病。在现实生活中,越来越多的人出现骨关节毛病,造成腿脚不利索的衰老现象。据临床医学统计,超过 60 岁的人中,约有 40% 的人患有膝关节退化症状;超过 70 岁的人中,有 2/3 左右的人患有膝关节软骨退化、关节疼痛及关节炎症。从这些数据可以看出,退行性骨关节炎是老年人群最普遍的症状。

骨骼关节过早退化,严重影响老年朋友的日常生活,那么,应该如何保护好人体骨关节呢？在这里要提到骨关节的"保护神"——氨基葡萄糖。

氨基葡萄糖是葡萄糖的一个羟基被一个氨基取代的化合物,分子式为 $C_6H_{13}O_5N$,俗称氨基糖,简称氨糖。它属于一种天然的氨基单糖,是从蟹类或其他带壳海洋生物中提取出来的,是糖胺聚糖和透明质酸的重要结构成分。它可以作为内源性关节软骨营养物质的替代品,保证骨关节的灵活性,起到抗衰老的作用。

氨基葡萄糖不但事关骨关节的健康,而且能控制关节软骨和滑膜等关节周围软组织的代谢平衡,让骨骼处于健康状态。氨基葡萄糖进入人体之后,能对人体产生 3 种作用。

(1) 修补作用:修复遭受磨损或侵蚀的关节软骨及其周围软组织。氨基葡萄糖为骨骼补充营养,促进合成胶原纤维和蛋白多糖,继而修补受磨损的关节软骨,让关节软骨更快愈合。

(2) 润滑作用:老年人的关节变得干涩,氨基葡萄糖能起到润滑作用。氨基葡萄糖进入人体之后,有助于人体生成一定量的关节滑液,润滑并修补关节软骨表面,减少关节之间的摩擦,使关节活动灵活自如。

(3) 抑制炎症:葡萄糖能促进免疫物质的合成,提升关节和机体的免疫能力。具体来说,氨基能促进关节滑膜合成透明质酸,祛除引起关节病变的因素,让关节软骨恢复正常。

由于氨基葡萄糖具备上述独特的修复功能,可在一定程度上解决骨关节疾病治标难治本的难题,对广大中老年朋友们来说是一个福音。

为了强健自身的骨关节,延缓骨关节衰老,在条件允许的情况下,广大中老年朋友平时可以关注一些含有氨基葡萄糖成分的保健产品,合适的可以购买服用。购买时要看品牌、看质量,不能盲目购买。

三、现代科技延缓衰老

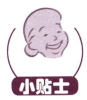
小贴士

氨基葡萄糖并不是中西医所说的葡萄糖,它是人们运用尖端技术从海洋生物体中提取的纯天然物质,属于单体化合物,容易被人体吸收,并且服用后不会产生不良反应。

30. 为什么女性激素替代疗法（HRT）延缓衰老曾风靡一时？

俗话说："女大十八变，越变越好看。"女性之所以会发生这样的变化，是体内的性激素在起作用。当女性到达一定年龄后，体内的激素水平失调，健康状况就会出现问题。如脸部皮肤生出皱纹，记忆力衰退，抵抗力下降，甚至出现月经推迟、乳房松弛等，这时就应该考虑是不是体内激素分泌失调。

小案例

48岁的张女士在外企担任高管，5年前开始她的月经就不规律，皮肤泛黄，只要碰到一点不顺心的事就容易愤怒，甚至时有面红、心慌、心悸、肠胃不适、失眠等症状，严重时感觉全身骨痛，经常半夜醒来，严重影响白天的工作。她长期陷入不安的状态，情绪极度低落，不仅自己的生活受到影响，身边的其他人也为之困扰。张女士在丈夫的陪伴下到医院检查，医生告诉她这些症状是由激素失调引起，建议使用激素替代疗法治疗。不久张女士的不良症状得到改观。

激素替代疗法曾被广泛应用，甚至一度风靡一时。这种治疗方法是通过静脉向患者体内注射含有缺失激素的药剂，从而使人体中的激素水平调整到平衡状态。

从原理上来说，激素替代疗法应该适用于更年期女性。但是，事实上并非每一位更年期的女性都适宜采取激素替代疗法，因为人体自身的内分泌系统严谨而完备，外界过度干涉，有可能

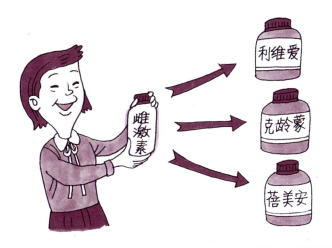

三、现代科技延缓衰老

会起反作用。临床医学实践也证明,这种治疗方法存在一定的风险,如可能增加患子宫内膜癌、乳腺癌、血栓性疾病、糖尿病、高血压、胆石症等疾病的概率。

目前,用作激素替代疗法的常用药物包括替勃龙(利维爱)、戊酸雌二醇(克龄蒙)、复方雌孕片(蓓美安)、结合雌激素片(倍美力)等。激素失调的患者可以在医生指导下服用,切忌乱用和滥用。

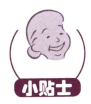

女性激素失调的绝大多数原因是雌激素不足,可以通过口服雌激素的方式进行调节。一定要在医生指导下结合自身身体情况来使用。

31. 为什么补充植物雌激素有利于延缓女性衰老？

女性从青春期开始直到 30 岁左右，是一生中最美丽、最光彩的时期。这个时期身姿丰满、挺拔，皮肤明艳、润滑，声音温柔、甜美。原因在于这一时期雌激素的分泌量多。30 岁以后各项生理功能开始衰退，尤其是 35 岁之后雌激素的分泌量明显下降，于是皱纹、色斑逐渐显现，体态变得臃肿，月经也开始出现异常，女性开始受各种问题困扰。

女性的雌激素分泌水平下降，可以通过科学饮食来补充植物雌激素以对抗机体衰老。从 35 岁起，女性就应该尽量多吃能够补充植物雌激素的食物，弥补流失的雌激素。植物雌激素主要包含异黄酮与木聚素，其化学结构与雌二醇类似。

在日常的食材中，含有植物雌激素的不在少数，水果、蔬菜、谷物中广泛分布。如大米、燕麦、小麦、黑米、洋葱、大蒜、黄豆、扁豆、绿豆芽、西兰花、芹菜、芝麻、茴香、葵花子等。传统中医里很多美容养颜的中药材也是因为其中含有异黄酮，可以补充植物雌激素。如冬虫夏草、人参、木耳、银耳、燕窝、百合、莲子等。

豆类是植物雌激素含量最丰富的食物。大豆中的大豆异黄酮对女性体内雌激素水平有双向调节功能：若人体中的雌激素水平不足，大豆异黄酮能提升体内雌激素的水平；若体内的雌激素水平过高，大豆异黄酮又能降低雌激素水平。这种双向调节功能，有助于女性维持体内的雌激素水平稳定，持久维持女性靓丽的青春。所以，女性日常应该增加豆类的摄入量，可以多吃一些豆腐、豆花、豆浆、豆芽等。

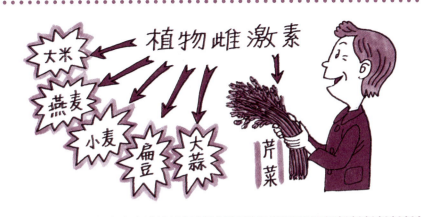

三、现代科技延缓衰老

当体内的激素失衡严重时,可以在医生指导下采取注射激素的方式平衡体内激素。合理地补充雌激素,有助于推迟骨质疏松,预防心血管疾病,降低老年痴呆的发病率,还能明显改善更年期女性的生活质量。

需要注意的是,激素下降只是激素失调的一个方面,激素水平过多及各类激素之间比例失调,也是激素失调的表现。若单纯地补充雌激素,有可能会引发乳腺癌、心血管疾病、血栓性疾病,子宫肌瘤与子宫内膜癌的发生率也可能增加。所以,激素是否失调、如何平衡补充各类激素,都应该在医生指导下进行。

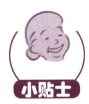

随着年龄的增长,女性的激素水平会随生理变化而下降,中老年女性要坦然地面对这种状况,不要因此而担忧。需要到医院检查,遵照医嘱合理地进行激素补充。

32. 为什么科学补充雄性激素能延缓男性衰老？

相当多男性人到中年后就会出现大肚腩，感觉腰酸背痛、浑身无力，甚至没有了年轻时的"性"趣，很多男性为此而困惑。医学研究表明，男性衰老的元凶是雄性激素（睾酮）的分泌量逐渐变少，男性身体的活力、体质和性功能都受到雄性激素分泌水平影响。

男性95%的雄性激素分泌来自睾丸，当睾丸分泌雄性激素的量减少，各个方面的体征都会下降。就拿中老年男性出现大肚腩的问题来说，那是因为男性步入中老年后，性腺功能逐渐减退，雄性激素的分泌量不断减少；同时，生物学活性睾酮水平下降，但是血液和尿液中的雌性激素水平升高。雌性激素和雄性激素形成此消彼长的状态，就导致男性身体肌肉减少，最终促使脂肪形成并不断蓄积，就出现腹型肥胖现象。

世界卫生组织调查发现，男性40岁后体内的雄性激素水平会以每年1%～2%的速度持续递减，于是会出现焦虑、失眠、抑郁、记忆力下降等问题。男性出现这些症状时，通常又会将这些负面情绪隐藏起来，不能得到适时安慰；也不到医院检查，让自己在不知不觉中衰老。

对雄性激素水平的检测十分简单，只要去医院的男科、泌尿外科或内分泌科安排抽血化验血清游离雄性激素，一个工作日左右便能得到结果。

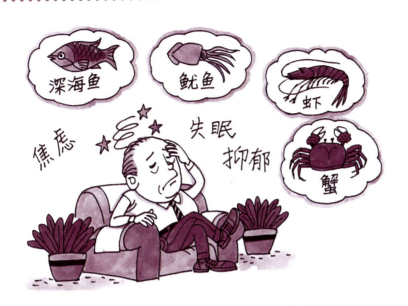

三、现代科技延缓衰老

　　若检查发现雄性激素水平不足,就要及时补充雄性激素,预防出现早衰现象。一般要多吃些动物鞭类食物(中医称为补阳、壮阳)和海产品(如深海鱼、鱿鱼、虾、蟹等)。每天最好进食几块鸡脯肉或制成罐头的金枪鱼。

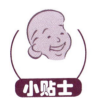

小贴士

　　中老年男性普遍缺乏雄性激素,其中国家干部、企业家、银行家、IT精英等是雄性激素缺乏的重点人群。这些人要注意定期检查,及时纠正不良状况。

33. 为什么不要迷信市售的延年益寿保健品？

不知从什么时候开始,广播、电视中充斥各种保健品广告,这些广告把保健品的作用吹得神乎其神,很多老年人为了能实现健康长寿的梦想,毫不犹豫地买回市场上的各类保健品。

很多保健品存在虚假宣传现象,有些中老年人高价买到虚假、劣质保健品的情况也时有报道。虽然保健品的药理成分较少,产生的不良反应较小,不过或多或少会对身体有影响,吃了保健品身体出现问题时,心理问题也会随之而来。因此,老年人要正确辨别延年益寿保健品,不要盲目迷信其功能。

小案例

有位头发花白的女性告诉姐妹们:"我的胃病和高血压又犯了。听说市场上刚出的保健品能同时治好这两种病,我花费4 800元买了1盒,吃完第一个疗程后,感觉心里踏实多了。"这位女士还说,如今每个月都会用退休工资和积蓄购买保健品,最多一次花费了1万多元。这位女士吃了很多保健品,身体健康状况却没有明显改善。她的行为也引起老伴的不满,两个人经常为购买保健品而闹得不可开交。

目前,在世界范围内,人们都难以给保健品一个准确的定义。在美国,保健品被称为膳食补充剂(dietary supplements);在澳大利亚,保健品被称为补充医药产品(complementary medicines);在我国,保健品被划归功能食品类,具备普通食品的共性,有调节人体功能起到辅助治疗疾病的作用。因此,从中国对保健品的定

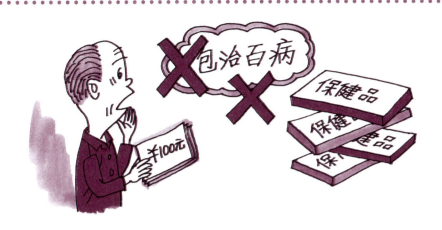

义来看,保健品并不能治病,那些号称能治病,甚至声称能治百病的保健品,一定在做虚假宣传。

消费者若想要购买保健品,一定要记住保健品并非药品,只能起到保健作用和辅助治疗作用,而不是用于治病的正规药品。对于那些夸大实际效果的延年益寿产品,一定要慎重选择。若自己对准备购买的保健品是好是坏不能做出判断,应该在医生的指导下选择适合自己的产品。

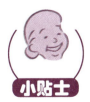

小贴士

保健品不像很多医用药物那样有很大的不良反应,但是也并非适合所有人,特别是长期患病的中老年人身体虚弱、消化功能衰退,并不适宜进补保健品。因此,在使用保健品之前,一定要咨询专科医生。

三、现代科技延缓衰老

四、日常保健延缓衰老

34. 为什么"吃啥补啥"并不科学?

"吃啥补啥"是中国人的传统观念,这种说法不全对。

(1) 以血补血,科学可取。猪血等动物血液可以补血,这符合"以血补血"的原则。铁为人体必需的微量元素,主要存在于血红蛋白中。动物的血液中含有丰富的铁,并且是品质很好的血红素铁,人体很容易吸收,还不易受草酸等物质干扰。同时,黑木耳、海带、芝麻等的含铁量也较高,不过其中的铁并不是血红素铁,吸收率相对较低。进食动物血液制品来补血是治疗缺铁性贫血的好方法。

(2) 以脑补脑,只对一半。以脑补脑的说法不完全正确。猪脑属于高胆固醇类食物,有助于脑部发育。不过患有高血脂、动脉粥样硬化等疾病的人,若进食太多的猪脑,会加重病情,甚至会诱发脑卒中(中风)等心脑血管疾病。

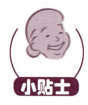

小贴士 平时适当吃点鱼头、鱼肉,的确有助于补脑,因为鱼肉中富含蛋白质、氨基酸、维生素及人体必需的微量元素,还有含有脑磷脂、卵磷脂等,这些元素都有助于人脑发育。

(3) 喝骨头汤补钙,不太科学。骨头中含有钙质,但是能够溶解在汤里的量非常低。10 000 克的排骨熬成猪骨汤,其中钙的含量还不到 150 毫克。因此,要想通过喝骨头汤补钙是不太科学的。

(4) 以肝补肝,实在片面。人们会认为动物肝脏具备补肝功

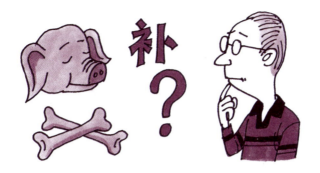

能,这种观点是片面的。由于动物的肝脏不能直接作用于人体肝脏,因此吃肝脏对于补肝意义不大。特别是肝病患者,若想要通过进食动物肝脏的方式来治病,不但不能收效,反而可能起反作用。从中医理论而言,肝能明目。肝脏中含有大量的维生素 A,能够改善视力。因此,视力不良的朋友可以适当进食动物的肝脏。

(5) 以肾补肾,并不正确。"以肾补肾"其实是对食疗的误解。对人体而言,动物的肾脏是营养丰富的食物,其中肾小球细胞的维生素和矿物质的含量很高,有助于补充营养。与进食动物的肝脏一样,吃动物的肾脏无法直接作用于人体的肾脏。对于肾功能不全的人(如尿毒症患者),必须限制营养的摄取量。而且动物肾脏含有较高的胆固醇,若过量进食,就会加重肾脏负担,导致肾功能进一步衰退。

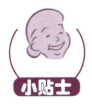

对于食疗,不能全信,也不能全不信,应该根据自己的身体状况来选取适合的食品。千万不要盲从进补,陷入食疗误区。

35. 为什么有些人并不适宜登高运动锻炼？

很多老年人乐于锻炼身体，从中体会到运动的乐趣，身体也越来越健康。但是，如果锻炼方法不正确，就不仅不能锻炼身体，还会对身体造成损伤。例如，平时有的老人选择爬楼梯作为锻炼方式就并不适合，甚至会损伤骨关节。

目前，老年人骨科疾病主要分为3类，分别为骨关节退行性病变、腰椎损伤、由于跌倒引发的骨折。这充分说明老年人对锻炼过程存在不少误区。当然，"多运动"是正确的，关键在于怎样运动。爬楼梯、爬山等登高运动，并不适宜骨质脆弱的人。

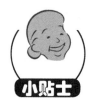

小贴士：体育运动能健身，但也能伤身。中老年朋友健身要循序渐进，切勿急于求成、盲目锻炼。想要实现锻炼的目的，还要持之以恒，不能朝三暮四，否则只会半途而废。

生活中只有三四层楼梯时，可以走楼梯；若楼层比较高，腿脚不好的人就应该选择乘坐电梯。爬楼梯这种反复登高的动作，容易造成膝关节磨损。这主要是因为在爬楼梯时，膝关节要负担体重3~4倍的重量。而且由于膝关节弯曲度增加，髌骨和股骨之间的压力也增大，特别是老年人、胖人、膝关节不好的人，疼痛会加重。

爬山是一种很好的运动,但也不利于保护膝关节。和上楼梯一样,爬山会增加膝关节的负重。下山时腿部除了要承受自身的重量以外,还要担负下冲的力量,这就会加剧对膝关节的冲击和磨损,严重者甚至会造成骨折。

每个人都要选择最适合自己的运动项目,这样才能减少运动损伤,又能起到增强体质的目的。患有骨关节疾病的老年人,要尽量避免屈膝运动(如打太极拳等),这种需要长时间屈膝的动作容易导致膝关节前面的髌骨软骨损伤。老年人的骨质脆弱,承受不了太大的压力,所造成的损伤难以修复,危害性更大。

中老年朋友在锻炼时要注意保护膝关节,可以选择散步、游泳、跳广场舞等对关节压力小的体育运动。

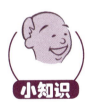
小知识

中老年人每次锻炼30分钟为宜。夏季天气炎热,锻炼时间不可过长,而且应该在气温低时进行;冬季天气寒冷,每次锻炼时间可适当延长,运动量可稍微增大。锻炼的地点最好选择在室外林木繁茂、空气清新的地方,具体项目可以选择慢跑、做操、舞剑、打拳、跳舞、唱歌等。

四、日常保健延缓衰老

36. 为什么老年人多晒太阳有利于延缓骨骼衰老？

随着年龄不断增长，人体骨骼的骨密度就会降低，骨的微结构受到破坏，出现骨质疏松，加速衰老进程。对于骨质疏松症，单纯补钙并不可以解决问题。人体对钙的吸收主要依靠维生素D，最好的办法就是多晒太阳。有的老年人身体比较弱，不敢到外面吹一点风、晒一点太阳。"拒绝"阳光在某种程度上就是放弃了健壮骨骼的机会。

阳光中的紫外线不但有很好的杀菌作用，对骨骼的生长发育也有益。不管是食物中含有的维生素D，还是人体皮肤组织中的维生素D，只有经过紫外线照射后，才能有效地转化为维生素D_3，然后才会被人体吸收，在肝肾中转化成具有生物学活性的羟化维生素D，促进胃肠对钙和磷的吸收，减少这些对骨骼有益的物质通过肾小管排出，而是让它们停留在体内，为骨骼的生长和发育提供保障。

近年来人们对维生素D的研究发现，这种营养元素除了会影响钙和磷的代谢之外，还会影响人体的免疫、神经、生殖、内分泌等系统功能。维生素D还和高血压、动脉粥样硬化、结肠癌、前列腺癌、乳腺等方面的疾病有密切联系，当人体中缺乏维生素D时，罹患上述病症的概率就会大大增加。

为了骨骼健康，一定要多晒太阳。在夏季晒太阳的时间不要太长，否则紫外线太强又可能会引起皮肤疾病，甚至会增加罹患皮肤癌的风险。哈佛大学医学和营养学教授爱德华·乔万鲁斯的结论是"晒比不晒好"。英国癌症研究慈善机构的高级卫生信

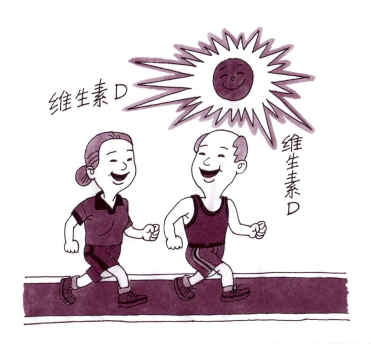

四、日常保健延缓衰老

息官员萨拉·威廉姆斯说:"晒太阳时一定要放松身心,并注意安全地享受阳光的沐浴。"

小贴士

若想通过晒太阳的方式增强骨质,应该穿红色的衣服,因为辐射长波可以很快地去除阳光中杀伤力较强的短波紫外线。这样能让身体一边制造维生素,一边减轻紫外线的侵害。

37. 为什么皮肤保养有利于延缓皮肤的衰老?

> 衰老是生命的自然过程,每个人都无法阻止衰老的进程。我们掌握科学的方法,一定可以延缓皮肤衰老。怎样保养皮肤,才能让自己看起来更年轻呢?

(1) 补充胶原蛋白。胶原蛋白是组成皮肤的重要元素,当胶原蛋白不足,肌肤就会布满干裂的细纹。因此,要注意及时补充胶原蛋白,让肌肤变得更紧致、有弹性。

(2) 保护眼部肌肤。在护理皮肤的过程中,眼部的皮肤护理容易被忽视,其实眼部皮肤护理相当重要。

(3) 做好全面防晒工作。紫外线会损伤皮肤,即便是在寒冷的冬季,也要注意防晒。除了涂抹防晒霜外,戴太阳镜也能避免脸部皮肤免受紫外线伤害。

(4) 对抗自由基。如今很多护肤品中含有抗氧化剂,这是减少皮肤被氧化的物质。皮肤中的自由基具有氧化作用,会打破皮肤中的胶原蛋白和弹性蛋白平衡。借助抗氧化剂来对抗自由基,能够让肌肤免受自由基的伤害。

(5) 淡化色斑。很多人为自己的肌肤不光滑而烦恼,实际上肌肤产生的色斑也是让人看起来苍老的原因。对抗色斑最有效的办法是选择专门祛除色斑的护肤品。

(6) 保证充足的睡眠。"睡眠是最好的养生药",对皮肤的保养至关重要。长期失眠常常会导致皮肤干燥、灰暗无光。人体处于睡眠状态时,正是皮肤细胞的休整和营养时间,对皮肤有用的激素量增加,这种激素会刺激胶原蛋白的合成。

(7) 保持良好的心情。中老年人一般心事较重,需要提醒自己保持良好的心情。平时参加适度、规律的运动,在增强体质的同时,也能愉悦心理。娱乐活动也能缓解压力。保持良好的心

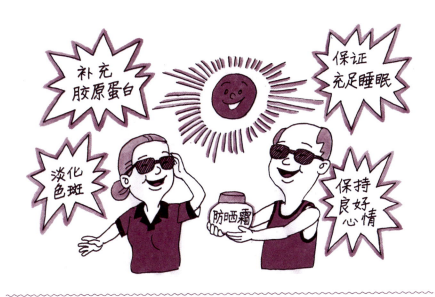

四、日常保健延缓衰老

情,有助于机体内分泌系统发挥功能,更有效地调节皮肤的新陈代谢。

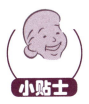

皮肤是一个人外在形象的表现,拥有紧密、有弹性的皮肤,会让人看起来更精神。因此,老年朋友不要有"自己已经老了,就没必要护肤"的想法,平时注意做好皮肤的保养工作。

38. 为什么多吃紫色食物有利于人体抗氧化？

人体中的自由基是代谢过程中机体内外因素所产生的"副产品",人体中的自由基过多,就会对人体细胞造成伤害,导致人体器官过度氧化,加速人的衰老和凋亡,这就是医学的自由基理论。研究表明,人的呼吸系统、消化系统、心血管系统、内分泌系统等,都会因系统自身出现老化现象而慢慢地丧失应有的功能。心血管病、糖尿病、风湿病等疾病越来越年轻化,也正是人加速老化的表现。所以老年朋友都要对衰老给予足够重视。

延缓衰老最好的方法之一是采取食疗。合理选择食材,让我们既能享受美食带来的满足感,又能强身健体、延缓衰老。

在紫色的食物中含有花青素,这种物质具备很强的抗氧化能力,同时还能预防高血压和减缓肝功能障碍。常见的紫色食物有紫菜、紫色茄子、紫葡萄等,这些食物富含芦丁和维生素C,有助于增强毛细血管的弹性,改善血管性能。其中茄子还富含烟酰胺(维生素PP),紫色茄子含量更高,有助于降低血压和胆固醇。需要注意的是茄子性寒,体质衰弱的人要少吃。

推荐几种抗氧化能力极强的常见紫色食物。

(1) 蓝莓。蓝莓被称为"超级水果",因为它的花青素含量最多,不仅能抗衰老,还能预防结肠癌、改善视力和消除眼部疲劳。

(2) 紫色葡萄。紫色葡萄中的花青素含量仅次于蓝莓与紫色胡萝卜,含有的类黄酮也是强力抗氧化剂,算是抗衰老的绝佳食物。

(3) 紫薯。紫薯也叫黑薯,它不仅具有普通红薯所具有的营养成分,而且富含硒元素和花青素。紫薯中的花青素是天然强效的自由基清除剂,可以抗氧化、防止皮肤老化。

(4) 茄子。茄子中都含有花青素,其中紫色茄子含量更多。茄子中除富含花青素以外,还含有维生素E,可以延缓细胞因氧化而老化。茄子的表皮含有大量多酚,这种物质也是一种抗氧化剂,能有效消除有害自由基、增强机体的免疫能力。

(5) 桑葚。在医学领域桑葚被誉为"21世纪的最佳保健果品"。它不仅可以延缓衰老,还能改善皮肤的血液供应,起到营养、美白肌肤的作用,是极佳的女性美容食品。

(6) 紫洋葱。紫皮洋葱富含蛋白质、膳食纤维,还含有钙、钾、钠等,这些是对人体有益的矿物质。此外,紫皮洋葱富含花青素,具有抗氧化、防止炎症和过敏等作用。

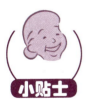

现实生活中很多人不喜欢大蒜这种食物,因为吃完大蒜会口臭,担心影响自身形象。然而,大蒜具有抗氧化的功效,还能起到减肥作用,可以适当吃一些,吃完以后及时漱口。

39. 为什么加强眼睛自我保健可以改善视力衰老？

老年人的老花眼很常见,这是随着人体衰老自然出现的一种视力下降的症状。绝大部分人在 40～45 岁时,眼睛就会悄悄出现"老花",首先会发现看细小的字迹模糊不清,必须把书本、报纸等放远一点才能看清楚。

老花眼是由于眼睛的晶状体弹性逐渐降低及调节功能逐渐减退而造成的。中医学理论认为,眼部的器官组织会随着机体的衰老而逐渐老化,这主要和肝肾有关,如肝肾阴虚、火盛炎上,就自然而然地出现目视昏花现象。

为了预防眼睛过早衰老,可以采取下列方法进行日常保健,可以有效地保健眼部、延缓视力衰老。

(1) 用冷水洗眼。每天早晨起床后和晚上睡觉前,坚持用冷水洗眼和洗脸。把眼睛浸泡在洁净的冷水中 1～2 分钟,或者将洁净的水泼至眼中,然后用毛巾擦干眼部,并用手指轻轻搓揉眼部周围 30 次左右。

(2) 定时远眺。每天早上、中午和黄昏时,站在高处远眺,应该选择最远的目标,目不转睛地看远方物体 10 分钟左右。

(3) 经常眨眼。经常性眨眼睛,能振奋和增强眼肌的伸缩功能,有助于延缓衰老。可持续眨眼 15 次左右,再用双手轻揉双眼,滋润眼球,可起到保健眼部的作用。

(4) 旋转眼球。顺时针和逆时针循环旋转,能有效地改善眼肌血液循环,起到提神醒目的作用。

(5) 热敷护眼。用热毛巾敷于眼部,交换几次,增强眼部血管的血液循环,供给眼肌氧分与营养。

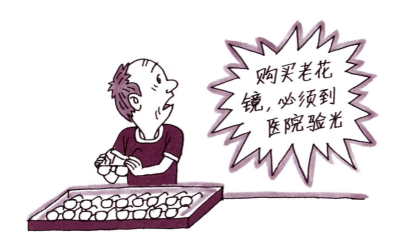

(6) 防眼疲劳。阅读书报和看电视时,保持适当的距离,不要贴得太近,持续时间不宜过长,以致眼肌和视力过度疲劳。

(7) 艾条灸足三里、曲池和合谷。每周做 2 次,可以补益肾气、清热利湿、调和营卫,让人神清气爽、精神饱满。

(8) 早上起床后,喝一杯添加有菊花的绿茶。不但清香润口、提神醒脑,而且绿茶和菊花均有清肝明目的作用,有助于治疗目赤和目昏症状。

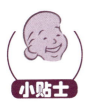

患有老花眼的人,可以通过佩戴眼镜来纠正视力。但是,眼镜不能随便佩戴。有人贪图便宜,到市场上随便购买一副老花镜,这种不验光的行为并不正确,会加剧视力的下降。因此,若想通过佩戴眼镜来纠正视力,必须到医院验光。

40. 为什么关爱独居老人的心理和生活有利于延缓他们的衰老？

随着社会不断发展，离退休人口数量不断增加，老年人占总人口的比例越来越大。很多家庭是独生子女，子女每天在外奔波，无暇顾及离退休的老人，这就出现"空巢老人"。独居老人们得不到及时的关爱，很多家庭还因为子女对老人照顾不周而出现家庭纠纷，严重影响老人的晚年生活。

目前，我国不断制定和完善养老保障政策，尤其是针对那些子女在外地、无法获得很好照顾的老年人，很多地方政府定期组织志愿者关爱空巢老人，设立专门针对老年人特点的应急处置方案。

当然，老年人不仅要乐于接纳社会的帮助，还要学会给自己减压：

（1）经常参加社交活动。经常与亲朋好友联络的人，通常会更长寿。在参与活动过程中，相互帮助，为他人和社会做出贡献，不致产生"无能"的自卑感。

（2）多参加自己感兴趣的活动。老年人没有工作负担，不免感觉空虚，可以通过多做自己感兴趣的事情，如可以养花、做手工、旅游等。

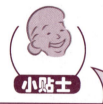
小贴士

相当多的人害怕衰老，无形中会加重自己的心理负担。老年人要学会淡然处世，将生老病死的自然规律看很坦然些。开心生活每一天，其他的事情顺其自然，这样反而能生活更好，寿命自然也会延长。

41. 为什么保持心理年轻可延缓全身衰老？

岁月是一把杀猪刀,带走人的青春,也带走人的活力。有些老年人每天心事重重,年龄并不很大,却对生活不抱希望;还有些老年人虽然上了年纪,却依然活力四射,满面春风,精神奕奕,身体也很少患病。

因此,心理健康对人体健康的影响很大,要保持身体年轻,必须拥有一颗永远年轻的心。耶鲁大学公共卫生学院和加州大学伯克利分校的研究人员经过调查发现,积极、年轻的心态要比运动更能提升人的健康水平。可见,心理健康不容忽视。

在老年人的生活中,心理容易受自身和环境影响,归结起来有3点。

(1) 面临衰老和疾病。人到60岁后生理和心理都会发生变化,体力与记忆力均逐步衰退。这是一种正常的衰老变化,却会令老年人感觉力不从心,并且感受到身体的不适与痛苦。对于八九十岁的老年人,难免担心死亡会不期而遇,每天平添不少恐惧和烦恼。

(2) 遭受精神创伤。老年人工作一辈子后退休,虽然没有了工作任务,但是要面临各种无法回避的变故,如老伴或老友去世、

四、日常保健延缓衰老

自身身体衰老、健康每况愈下等。这些都会给人带来精神负担，会导致生活质量下降，影响整体幸福感。

（3）面对环境的变化。人老后社会圈子变小，平时能联系的朋友越来越少，这种环境的变化往往令人不适应，于是就加速衰老的进程。

为此，我们可以从以下5个方面做起：

（1）增进友情。"有朋自远方来，不亦乐乎"，这对老年人的体会更加深刻。老年人更害怕孤独，那就要多结交朋友，到户外走走，呼吸呼吸新鲜空气，锻炼锻炼身体。

（2）珍惜亲情。人到老年，要更加珍惜和配偶、子孙相处的时光，尊重儿女们的选择，别做太多的干预，这时应该乐享天年，不要被世事困扰。

（3）巩固爱情：对于老年人来说，不仅自己老了，老伴也变老了，应当相互包容和谅解，珍惜余下的人生时光，巩固好陪伴了自己一辈子的爱情。

（4）注意世情：迈入老年，虽然交际没有年轻时那么多，但是同样应该注意自己的穿着打扮。因为穿着得体能让人看起来更有活力，显得更加年轻。

（5）愉悦心情：保持良好的心情，豁达大度，淡然处世，不和别人争高低。同时，培养一些养花、养鸟、钓鱼等业余爱好，并从中寻找生活的乐趣。

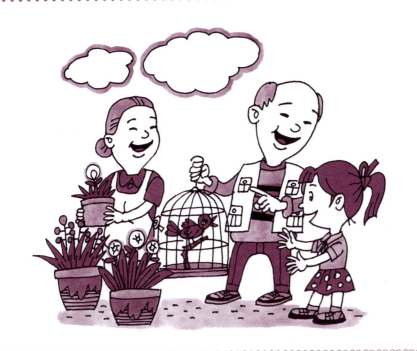

四、日常保健延缓衰老

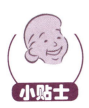

人迈入老年之后,应该更加重视"以和为贵"的原则,凡事少计较,不要因为生活中的琐事而困扰,更多的事情让子女们解决。淡然处世,学会享受生活,在和睦的家庭氛围中颐养天年。

42. 为什么"笑口常开"有利于延年益寿？

对于老年人自身而言，保持年轻态的最好方式是"笑"。笑是人们内心感情的表露，也是延年益寿的良方。俗话说得好："笑一笑，十年少。"笑能让人神清气爽，让人青春常驻。

事实上，笑也是一种运动方式。当一个人纵情欢笑时，肺活量会增大，全身气血充盈，大脑皮质会进入兴奋状态。同时，连续张口呼吸，有助于排出体内的一氧化碳，同时吸入更多氧气。这一系列微妙的变化，无形中增强了人体各个器官的功能。它可以促进体腺的分泌；让胃幽门部的黏膜细胞释放更多的促胃液素（胃泌素），从而提升消化能力、增进食欲；能增强肝脏的代偿功能，加强胆汁收缩，促进胆汁排泄。如今，很多医生将笑作为心理疗法的灵丹妙药，世界卫生组织也公认"笑"是一种很好的精神疗法，是一种延年益寿的微妙运动。

美国密歇根州韦恩州立大学的研究发现，爱笑的人更加长寿。美国对一些棒球队员进行跟踪调查，结果显示，参试棒球队员中爱笑的球员平均年龄为 79.9 岁，不爱笑的球员平均年龄为 72.9 岁，年龄差距多达 7 岁。可见，笑有助于延年益寿。

除此之外，人们发现笑有以下诸多好处：

（1）爱笑的人婚姻更幸福。美国的《人格与社会心理学》曾经刊登心理学家李安妮·哈克尔和达切尔·克特纳博士对某所大学 32～34 年前毕业照的研究，结果显示照片中笑容灿烂的人，步入社会后离婚率更低,生活的满意度会更高。

(2) 爱笑能减肥。德国研究员发现,大笑10～15分钟能够消耗不少热量,这有助于减肥,保持苗条的身材。

(3) 爱笑可增强免疫力。笑可以增加体内的白细胞数量,增进体内的抗体循环,以此增强人体免疫力,人就很少受病菌侵袭。同时,有助于增强血液循环,加速新陈代谢,让人更有活力。

(4) 笑能增强心脏的功能。谈吐风趣幽默的人,患心血管疾病的概率往往比较低。因为笑可以让增强人体血液循环,避免有害物质在体内积聚,继而降低心脏病的发病概率。

笑对人体健康有益,具有延缓衰老的功能。因此,平时要让自己的身体得到放松,确保心理与生理健康,多一些笑容,多一些长寿。

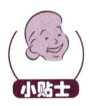

老年人身体脆弱,笑也要保持适度。若开怀大笑,有可能造成习惯性下颌关节脱位,并且难以恢复。

43. 为什么勤用脑的人衰老要比一般人来得慢？

俗话说："镜子越擦越亮，脑子越用越灵。"世界上万事万物都在运动，每个人的生命也是如此。人的头脑思维是否敏捷，关键在于是否经常运用，这往往被老年人所忽视。勤于用脑，尽可能多地开展思维活动，不仅有助于延缓脑细胞衰老，而且能让人维持良好的思考能力，这是开发智力的有效方法，也是延年益寿的养生保健之道。相反，若平时生活中不勤于用脑，脑部就会加速迟钝，甚至患上老年痴呆。

专家研究发现，人对外界事物的反应速度，直接或间接地影响人的寿命长短。对于过早死亡的可能性而言，反应迟钝的人群是反应快速的人群的 2 倍之多。而对外界事物反应速度的快慢，又依赖于脑的灵敏度，这和平时是否勤于用脑密切相关。平时生活中勤于用脑，那么人对外界事物的反应速度会更快。当然，要想拥有灵活的大脑，并不是一天两天就可以实现，而是需要长年累月地勤于用脑。因此，平时我们要乐于思考，让脑部各器官组织运动起来。

对于每天生活比较悠闲的老年人而言，平时多阅读，不仅能锻炼脑部，还能愉悦心情。宋代著名诗人陆游就说过"读书有味身忘老"。一生钟爱阅读是他高寿到 85 岁的原因之一。其实，很多喜欢阅读的人都很长寿，如叶圣陶活了 94 岁、巴金活到 101 岁、冰心活到 99 岁。研究还发现，平时不喜欢读书、不经常动脑的老年人，更容易患上老年痴呆。

其实，阅读、绘画、练习书法等都是怡情养性的好方法，它们

都能促进大脑的思维活动,增强人的记忆能力,对保持头脑灵活度有百利而无一害。同时,还需要做到以下两点:

(1) 拥有足够的睡眠。人活动的时候,脑神经细胞处于兴奋状态,脑部对人体热量的消耗很大,久而久之就会疲劳。而当人睡眠时,脑细胞处于抑制状态,消耗的热量较少,疲劳状态就能得以改善。这样,脑部就能随时保持在良好的状态,不致脑早衰。

(2) 多吃健脑食物。蛋白质中的谷胱甘肽有助于增强脑细胞的活力,可有效抑制脑部神经细胞老化的进程。因此,平时可以多吃些鸡蛋、豆类、动物肝脏、鱼类等食物。另外,大脑"偏爱"卵磷脂,胆碱是卵磷脂的基本成分,卵磷脂的充分供应将保证机体内有足够的胆碱与人体内的乙酰合成乙酰胆碱,从而为大脑提供充分的信息传导物质,这对于增强记忆力至关重要,可有效防止老年痴呆症的发生。在众多食物中,蛋黄、大豆的卵磷脂含量最高。此外,大脑对上述营养物的有效吸收,还需要维生素B族和铁、锌、硒等微量元素,这些都是大脑营养物质分解酶的重要构成成分,可以多吃些蔬菜、豆类食物、动物内脏、胡萝卜等。

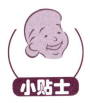

小贴士

自然状态下脑功能会随着年龄的增长而衰老。除此以外,脑功能还受其他因素影响,如高血压、动脉粥样硬化、肺心病、肾病等,就是加速脑部衰老的重要疾病因素。因此,平时除了专门保健脑部之外,还要注意预防其他疾病。

44. 为什么交替运动有利于延缓大脑衰老？

运动锻炼历来是人们所提倡的养生保健、延缓衰老方法，近年来人们又总结出一种新的锻炼方法——交替锻炼法。这种锻炼方法简便易行，可以随时随地开展，能让人体各个系统的生理功能得以交替锻炼。这种锻炼方式幅度不大，特别适宜行动不是很灵便的老年人。交替运动的方法有以下5个方面。

(1) 体脑交替结合。可以起到身体锻炼的运动有跑步、游泳、爬山、适当劳作等，可以起到脑力锻炼的项目有棋类活动、智力游戏、朗诵诗词歌赋等。交替进行脑力和体力锻炼，不但可以增强体力，还能使脑力经久不衰。这样，就能做到身体健壮、思维敏捷。

(2) 动静交替结合。就是一方面要求人们进行各式各样的锻炼，同时又抽出一定时间休息，让肌肉和大脑都静下来。一般可以睡觉静养，也可以坐着闭目养神，去掉头脑中一切私心杂念，将意念集中在肚脐部位。这样，就能让全身脏器得以休息，以便更好地运转。

(3) 左右交替结合。所谓左右交替，就是左肢和右肢交替锻炼。例如，平时经常用右手干活，那么可以尝试用左手练习健身球，多动动左手，实现平衡锻炼。手是外部的脑，不要看手小，一个大拇指支配大脑皮质所占的区域，差不多达到整个大腿所占区域的10倍。常用右手的人若平时很少用左手，那么右侧的大脑皮质活动减少，慢慢会变得迟钝。

小案例

有位80多岁的外国人，从小习惯用左手，当他迈入老年不久,就患上左耳重听和左眼白内障。采取多种治疗方式依然不见好转,后来一位神经科医生建议他平时改为右手劳作。于是,他每天依然用左手劳作,但是右手坚持玩健身球,不久就恢复了左耳的听力,左眼的白内障问题也解决了。

(4) 上下交替结合。因为人是直立活动,手足分工明显,双手越来越灵活,而双足的灵敏度下降,这样支配双足的大脑皮质功能逐渐衰退。做上下交替运动不仅锻炼上肢的灵活度,还要注意锻炼足部,如用脚趾做些精巧的动作,有条件的人还可以尝试倒立,这样就能增强人的机敏性。

(5) 前后交替结合。日常生活中人总是习惯向前行走,这在大脑皮质运动区形成一种定势。为了充分锻炼大脑,每天可以试着向后退着走健身。这样,不但能让人下肢关节变得灵活,还能防治一些腰腿疼痛的症状,避免人迈进老年之后下肢行动不便的状况。

四、日常保健延缓衰老

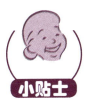

要辩证地看待运动养生。运动锻炼虽有好处,不过一定不能盲目。例如,有些运动员长期从事一项运动项目,反而会使身体过度磨损,加速大脑衰老。因此,运动量、幅度、时间都要因人为宜,真正让运动起到健身的作用。

45. 为什么多做"金鸡独立"有利于延缓小脑衰老？

"金鸡独立"是中国传统武术招式，也是养生保健的妙招，简单的一招一式就能起到不错的锻炼效果。

从中医学角度来说，"金鸡独立"可以引气归元。心脏的主要功能是供气血到全身，当一个环节的供血出现问题，全身气血运行就会出现障碍。例如，若腿部经络不通，气血自然不能被输送到脚底，而脚部缺乏气血，便会引起人老脚先衰的现象；当头部的气血无法向下输送到脚部，只能往头顶走，头部气血过于充盈，就会出现头晕、头痛症；当腿部的肝胆经络不通，肝风便会上扬，高血压症状就会显现。为此，单腿站立能够很好地引血下行、引气归元，把气血收于肝经的太冲穴、肾经的涌泉穴及脾经的太白穴，继而调节身体气血的平衡。

说到"金鸡独立"，也许有人会觉得很简单，虽然每个人都能做，但是要做好却不那么容易。如何正确地做"金鸡独立"这种运动呢？

两眼微闭，同时保持身体平衡，心意专注于脚底，摒弃杂念。双手自然下垂，放于身体两侧，任意抬起一只脚，保持单腿站立姿势站立数分钟。这样相互交替，以交换完左右腿为一组，每天锻炼 10 组，每组持续 6 分钟。需要注意的是，当单腿站立时，眼睛始终要闭着。由于人的脚部有 6 条经络，通过"金鸡独立"的方式养生保健，虚弱的经络会出现酸痛感，得到锻炼，继而对应这些经络的气脏也能得到调节。

除了"金鸡独立"，还可以做一项升级的"负重踢腿"。具体方法如下：身体直立，一条腿支撑（身体弱的人可以扶着支撑物），另

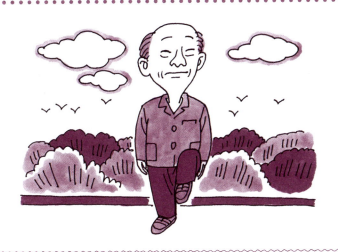

四、日常保健延缓衰老

一条小腿绑上沙袋,做向前踢腿的动作,踢腿的高度尽量与上体保持垂直,循环踢5～10次后,交替另一条腿继续进行,各交换3次;做完一组向前踢腿的动作,然后以相同的准备动作,向身体侧方踢腿,向侧方踢的幅度越大,锻炼效果会越好,踢5～10次之后,换另一侧腿踢,各交换3次。

从"金鸡独立"这种简单的运动做起,并且坚持下去,可以收到良好的锻炼效果。

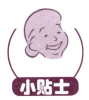
小贴士

"金鸡独立"的锻炼方法可以锻炼腿部力量,改善血液循环。不过,踢腿动作需要肌肉、韧带、关节等发力。因此,骨质比较差的老年人,要尽量降低踢腿幅度,不要因此而损伤腿脚。

46. 为什么许多人爱上"高抬贵腿"？

"人老了,腿脚也开始不灵便",相当多的老年人经常挂在嘴边。对于行动稍许不便的老年人来说,很多剧烈的运动不适宜做,难以通过锻炼的方式养生保健。其实,在日常生活中多"高抬贵腿",就能起到养生保健、延年益寿的作用。

高抬腿运动的好处很多。当人的脚跷起高于心脏时,腿部的血液就会回流,这就能使长时间绷紧的大腿、小腿放松,让腿部得以充分的休息。与此同时,当腿部的血液回流到肺部、心脏时,更多的新鲜血液就会输送到腿部。这样的动作可以促使末梢血管中的血流更充盈,让血液回流的压力增强、运行速度加快,从而降低心脏输出压力,有助于对大脑供氧。另外,老年人做高抬腿、大步伐的散步,能增强腰部、腿部、腹部的肌肉力量,增加韧带的柔韧度。

据报道,英国女王伊丽莎白二世给人的感觉还很年轻,奥秘便是她常用高抬腿健身。据说她平时每天都会抽出几分钟,愉快地将自己的双腿交替高高地抬起来,在休闲过程中让身心得以放松。

做高抬腿运动还有其他好处:

(1) 做高抬腿时,有助于体内酸性毒素排出,血脂自然燃烧。中医学认为,脾主四肢,因此这项运动还能改善脾的功能,人会变得温顺和蔼可亲。

(2) 做高抬腿时,大小肠会随肢体的运动而蠕动,膀胱更加有力,有助于增强生殖系统、内分泌系统功能。

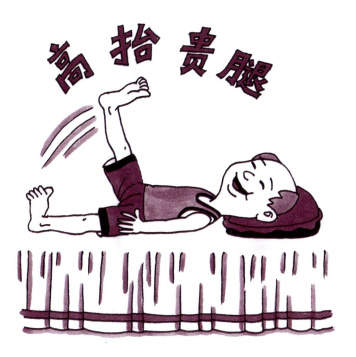

四、日常保健延缓衰老

(3) 做高抬腿时,由于内脏在全身运作,促进全身气血循环,这就使得人头脑清醒、记忆力增强。

(4) 对于意志薄弱的中老年人来说,坚持锻炼可以激发意志力,增强吃苦耐劳的能力。

高抬腿的方式很多,随时可以开展,这里将方法集中如下,以供大家选择。

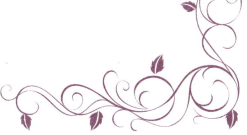

（1）坚持大步伐散步。每天步行1 000米，走动时尽量增大步伐，尽量抬高腿部，幅度根据自身的身体状况来决定。对于腿脚不是很好的人，锻炼过程中感觉疲倦，就应该及时休息，保证自己不疲倦。

（2）原地高抬腿。保持站立姿态，每天做2~3次，每次持续5~10分钟。这样的方法可以促进腿部、心脏、头部的血液循环。

（3）床上抬腿。自然平躺在床上，双腿自然伸直，双踝部背伸（即勾脚）达到90°角。一侧下肢维持膝关节伸直位和踝关节背伸位缓慢抬起，抬高30°角左右，保持5~10秒后放下。以同样的方法，抬起另一条腿。这样交替锻炼，每天做2次，每次做30分钟。

总之，高抬腿这项便捷、实用的运动，坚持得越久，锻炼效果会越好。

老年人在进行高抬腿运动时，关节的运动量比较大，因此锻炼方法要得当，锻炼的量要有度，锻炼时间要适中，不能超过自己的能力范畴。天气较凉时要注意防寒保温。

47. 为什么腹式呼吸有利于延缓全身衰老?

在我国古代医生们总结出一种很好的养生方法——腹式呼吸法。并且,以腹式呼吸方式为基础,形成"吐纳""龟息""气沉丹田""胎息"等有效的延缓衰老方法。

人生来就懂得呼吸,但是通过呼吸来养生保健,并不是每个人都会。据报道,相当多的人呼吸过于短促,换气量非常小,不足以给身体每个部分提供足够的氧气,起不到养生保健的作用,对于过度用脑的人群,甚至还容易造成脑部缺氧。

腹式呼吸分为两种:一是顺式呼吸,就是吸气时鼓起腹部,呼气时缩回腹部;二是逆式呼吸,就是吸气时收缩腹部,呼气时鼓起腹部。以上两种方法都可以采用。

腹式呼吸是对胸腔和腹腔脏器的按摩,可以有效促进气血运行,有助于改善人体脏腑的生理功能。具体有以下多个好处。

(1) 增加肺活量,改善心肺功能。腹式呼吸可以增加横膈膜的升降幅度,让胸腔大幅度扩张,有助于肺下部的扩张和收缩。这样,肺泡也能充分伸缩,更多的氧气进入肺部,也就改善了有氧代谢。当人的心肺功能改善之后,心肺疾病的患病率就会降低。

(2) 减少胸腹部感染。平时一般进行的是胸式呼吸,这种呼吸方式主要是胸部的扩张和收缩,横膈膜的运动较小,肺泡扩张

四、日常保健延缓衰老

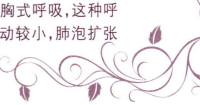

得也较少,以致吸氧量减少。长期如此,肺泡就会关闭,导致组织萎缩,肺下部就容易感染病菌,最常见的就是肺炎。因此,通过腹式呼吸,能充分地增强肺部功能,并且防止腹部感染。

(3) 改善腹部器官的功能。腹式呼吸能增强腹部运动,促进气血流通,增加腹部脏器氧气输送量,使得腹部脏器功能得以提升,其中包括消化系统、生殖系统、泌尿系统等。

(4) 增强脾胃功能。腹式呼吸增强腹壁运动,也就促进肠的蠕动,因此有助于二便通利,抑制肠胃内细菌增长,利于排除体内毒素和垃圾,进而预防慢性自体中毒。同时,腹式呼吸促进肠道蠕动,有助于促进消化吸收。

(5) 可以疏肝利胆。腹式呼吸可促进人体的气血流通,有助于肝功能的改善、胆汁分泌能力的增强。这种呼吸方式对慢性肝炎、脂肪肝、肝硬化等的治疗均有益。

(6) 有助于减肥降脂。腹式呼吸增强腹壁运动,让沉积在腹壁的脂肪燃烧,从而起到减肥降脂的作用,继而能够改善动脉粥样硬化、冠心病、高血压等不良症状。

当我们通过腹式呼吸方法实现以上的保养,自然也就能够延年益寿。

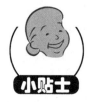

腹式呼吸的养生保健作用需要长时间才能体现,因此要每天坚持,不可半途而废。

48. 为什么锻炼盆底肌可以消除内脏下坠等衰老症状？

盆底肌指封闭骨盆底的肌肉群。这个部位的肌肉群就像一张"吊网"，人体的尿道、膀胱、阴道、子宫、直肠等脏器都被紧紧地兜住，不容易下垂，进而固定在正常的位置，以便各个器官正常地行使自身的功能。

若盆底肌出现萎缩、伸缩力不足，其"吊力"就会下降，那么受其依托的器官就无法相对固定，也就难以维持正常的功能，甚至出现小便失禁、盆底脏器脱垂等严重的障碍。

当盆地肌萎缩，咳嗽、打喷嚏时使腹压增大，尿液会情不自禁地流出，这就是平时所见的压力性尿失禁。若尿失禁后不勤洗内裤，会发出难闻的气味，给生活造成极大的不便。

压力性尿失禁与子宫脱垂，是盆底肌功能下降的远期影响，性生活质量下降则是近期的主要危害。这种现象在产后妇女中特别多见。有相当多女性产后出现阴道前后壁松弛、脱垂及兴奋度降低的现象，再加上生产后激素水平发生变化，阴道黏膜变得干涩和菲薄，会阴伤口不容易短时间完全康复，会直接影响性生活。

四、日常保健延缓衰老

现实生活中，很多人认为盆底肌松弛主要是年龄增大的原因。实际上，年龄只是原因之一，感染、炎症或外伤是盆底肌肉组织松弛的主因。女性生育后不及时进行锻炼，男性在接受前列腺癌手术后恢复不理想，均会导致盆底肌肉松弛。还有，肥胖者、提重物或站姿不当的人，盆底肌肉受到过度牵扯，会让肌肉不再有紧密度和张力。

> 盆底肌的保健与恢复可以通过做提肛运动完成，提肛运动可以改善男性性功能，提高女性性感知力，以及治疗便秘、尿失禁和延迟性欲衰退。

患有严重便秘脱肛症状的人，感觉下体疼痛、晚上频繁起夜的人，要在医生的指导下开展放松性训练，在不适症状消失后才能做提肛运动。

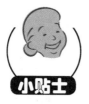

小贴士

盆底肌松弛在中老年女性中常见，松弛之后会引起阴道松弛、阴道痉挛、性生活质量下降；出现轻中度的子宫脱垂，阴道膨出；出现尿失禁及乳房下垂现象。因此，产后的女性要在医生指导之下及时进行康复。

49. 为什么排毒能养颜并延缓衰老？

在女性保养话题中，"排毒"的出现频率很高。很多人都知道，当人体内积聚毒素就会引起疾病，加速人体衰老，可是"毒"到底是什么？它们又藏在人体的什么部位？事实上，每个人每天都难免受毒素侵入，身体五脏六腑和血液中或多或少会储存一些毒素，若身体功能正常、新陈代谢旺盛，这些毒素会很快排出体外。若人体中积聚的毒素超过人体的排毒能力，身体健康就会受到影响。

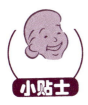

小贴士：要保持美丽的容颜，延缓衰老，需要从根源做起，不能只依靠化妆品来掩盖皱纹。衰老的根源在于内部代谢失调，饮食、运动等可以改变人体内部循环。

人体中的毒素来自内部和外部环境：

（1）身体内部的新陈代谢废物。人进食后食物在人体中经过消化酶分解，有用的营养物质被人体吸收，没用的残渣排出体外，若不能及时排除，就会被肠道重新吸收，危害人体健康。对于内部产生的毒素，需要尽量多地排便以尽快排出废物。平时可以多吃一些富含膳食纤维的食物，如芹菜、胡萝卜、燕麦、小麦、苹果、大麦、米糠、韭菜等都是理想的选择。肠道内不容易消化、分解的

四、日常保健延缓衰老

膳食纤维增多,有助于增强肠道蠕动能力,废物就能快速排出。根据调查发现,每天排便2次的人寿命要比排便次数少的人寿命更长,这也是因为体内废物及时排出,减少了血液中的有害物质。

(2) 来自于水、空气等生活环境中侵害人体健康的病菌、毒素等。我们平时吃的蔬菜和水果中可能会有农药残留,若清洗不干净,毒素就会对人体产生影响。空气污染也会损害人体健康。

> 专家指出,给身体排毒最好的方式并不是吃药,而是要养成良好的生活习惯,多进食富含膳食纤维的食物。每个人每天应该进食富含膳食纤维的食物不少于200克,并保证每天排一次大便。

若肠道功能不好,可以服用一些温和的药物,或利用中医倡导的特定穴位按摩(如按压足三里、内关和合谷等穴位),提升消化能力,但是不主张使用大黄、番泻叶类的苦寒泻药。

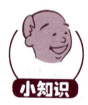
小知识

排毒养颜重在日常保健,饮食调节很重要。下面推荐的牛蒡清肠汤是一款排毒养颜食谱。

原料: 猪骨200克,牛蒡1根,干香菇6朵,胡萝卜1根,蜜枣2个,盐、味精适量。

做法: 胡萝卜削皮,切块;牛蒡用刀刮干净外皮,切块;干香菇用热水泡发后清洗干净;猪骨用热水氽洗干净浮沫。全部材料放进汤锅里,加入适量的清水;武火煮沸之后,转为中文火,煲1个小时即可。

功效: 牛蒡富含菊糖和精氨酸,有助于增强体质,提升肠道蠕动能力,减少体内毒素。

50. 为什么减肥降脂有利于延缓衰老？

日常生活中常有这样的情形，两个人的年龄相同，但一个人看起来容光焕发，神采奕奕，健康苗条，而另一个人看起来老气横秋，大腹便便，行动不便。也就是说，身体外形就给人一种两个人年龄差距很大的直观感受。专家指出，这是因为两个人的身体脂肪率、基础代谢、肌肉比例率不同。若一个人的身体年龄大于实际年龄，说明身体已经过早地衰老。有这种情况的中老年人要多加注意。

30岁之后人体新陈代谢逐渐减缓，此时出现肥胖症状就很难减下来，老年人的身体功能会更弱，体内多余的脂肪更难减下来。不过这并不代表脂肪难以减少，只要采取正确的减肥降脂方法，还是有可能实现延缓衰老。

若人体血液中有大量脂质物质游离和沉积，就会通过氧化的作用形成脂质氧化自由基游离在血浆中，侵害机体细胞，最终导致细胞衰老、死亡。高血脂的危害不言而喻。我们从多个方面来降低血脂。

（1）生活要有规律，起居有常。尽量不熬夜，尤其是通宵打牌、看电视等，不仅会消耗精力，令人极度疲倦，而且极容易导致人体的脂代谢紊乱，出现血脂升高的情况。

(2) 调整饮食结构,合理膳食,均衡营养。这是最基本的保健方法,也是最应该采用的方法。在饮食方面,可以参照中国营养学会颁布的最新版《中国居民膳食指南》,平时少吃高盐、高脂、高糖类食物,每天喝 1 瓶牛奶,尽量多吃些鱼肉、蔬菜及水果,全方位补充营养。

(3) 适当运动。体育锻炼不仅能强身健体,而且能起到辅助治疗疾病的作用,高血脂疾病自然也离不开运动保健。运动要达到好的效果,贵在坚持,重在适度。有的人没有严格的锻炼计划,有时间就多锻炼,弄得自己满头大汗,没有时间就不锻炼,这样不仅对身体没有好处,反而容易伤害身体。同时,在运动过程中,一定要根据自己的身体情况来开展运动。

(4) 保持良好的卫生习惯。每天最少要刷牙 2 次,按时吃一日三餐,不吸烟,少饮酒。若要饮酒,可以饮用适量的开胃酒、葡萄酒或黄酒。养成午休的习惯,保持适度的性生活。

(5) 时刻保持心理健康,培养乐观的情绪。由于精神刺激会让人体发生诸多生理变化,如心跳加速、血压上升等。对于中老年朋友,更是会出现不可预知的危险事件。

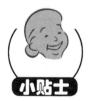

小贴士　　高脂血症是一种隐性慢性疾病,会引起冠心病、高血压、高血糖等疾病,危害很大。一旦发现患有高脂血症,就要及早治疗,若有其他方面的综合征,要合并治疗。

图书在版编目(CIP)数据

延缓衰老/张卫东,陶红亮编著;上海科普教育促进中心组编.—上海:复旦大学出版社:
上海科学技术出版社:上海科学普及出版社,2015.10
(十万个为什么:老年版)
ISBN 978-7-309-11842-1

Ⅰ.延… Ⅱ.①张…②陶…③上… Ⅲ.长寿-保健-中老年读物 Ⅳ.R161.7-49

中国版本图书馆 CIP 数据核字(2015)第 228999 号

延缓衰老
张卫东　陶红亮　编著
责任编辑/梁　玲

复旦大学出版社有限公司出版发行
上海市国权路 579 号　邮编:200433
网址:fupnet@fudanpress.com　　http://www.fudanpress.com
门市零售:86-21-65642857　　团体订购:86-21-65118853
外埠邮购:86-21-65109143
浙江新华数码印务有限公司

开本 889×1194　1/24　印张 5　字数 83 千
2015 年 10 月第 1 版第 1 次印刷

ISBN 978-7-309-11842-1/R·1510
定价:15.00 元

如有印装质量问题,请向复旦大学出版社有限公司发行部调换。
版权所有　侵权必究